H. Lützner H. Million

Rheuma und Gicht

H. Lützner H. Million

Rheuma und Gicht

Selbstbehandlung durch Ernährung

6. Auflage

URBAN & FISCHER   München · Jena

Zuschriften und Kritik an:

Urban & Fischer, Lektorat Ganzheitsmedizin, Karlsstraße 45, 80333 München

Wichtiger Hinweis für den Benutzer

Die Erkenntnisse in der Medizin unterliegen laufendem Wandel durch Forschung und klinische Erfahrungen. Der Autor dieses Werkes hat große Sorgfalt darauf verwendet, daß die in diesem Werk gemachten therapeutischen Angaben (insbesondere hinsichtlich Indikation, Dosierung und unerwünschten Wirkungen) dem derzeitigen Wissensstand entsprechen. Das entbindet den Nutzer dieses Werkes aber nicht von der Verpflichtung, anhand der Beipackzettel zu verschreibender Präparate zu überprüfen, ob die dort gemachten Angaben von denen in diesem Buch abweichen und seine Verordnung in eigener Verantwortung zu treffen.

Die Deutsche Bibliothek – CIP-Einheitsaufnahme

Ein Titeldatensatz für diese Publikation ist bei Der Deutschen Bibliothek erhältlich

ISBN 3-437-56130-8

Lektorat: Christel Hämmerle, München

Herstellung und Layout: Norman Ziske, München

Satz: abc Media-Services GmbH, Buchloe

Druck und Bindung: Bosch Druck GmbH, Ergolding

Umschlaggestaltung: prepress ulm GmbH, Ulm

Titelfotografie: Tony Stone, München

Gedruckt auf 120 g/qm h' frei weiß Offset-Papier mit 1,25 f. Volumen

Aktuelle Informationen finden Sie im Internet unter der Adresse:

Urban & Fischer: http://www.urbanfischer.de

Vorwort

Das Wissen darum, daß eine Ernährungsumstellung die Beschwerden bessern kann, wächst bei Patienten und Ärzten. Aus den an uns zurückgeschickten Antwortblättern (☞ Kapitel 6) geht hervor, daß bei sehr vielen Rheumapatienten eine deutliche Besserung durch Fasten und Ernährungsumstellung erzielt werden konnte – vor allem in Richtung Entschmerzung, bessere Beweglichkeit und Wohlbefinden.

Dies bestätigt auch eine Fragebogenaktion bei 215 Polyarthritikern, die von Dr. Sandmann und Prof. Ollenschläger (Bundesärztekammer Köln, 1999) durchgeführt wurde. Von den 215 Befragten hatten 149 ihre Ernährung umgestellt: Die Ernährungsumstellung erfolgte mit oder ohne Fasten, danach wurde eine rohkostreiche, meist vegetarische Ernährungsform und langfristig die Vollwert-Ernährung gewählt.

Das Ergebnis in Kurzform: 58 ging es „viel besser", 40 „etwas besser" und 38 erlebten keine Veränderung. Dauer der Kostumstellung: im Mittel 4,4 Jahre.

So bleibt als Fazit: Je früher einer Polyarthritis mit Ernährungsbehandlung begegnet wird, desto erfolgreicher. Dabei empfiehlt es sich, am besten in der Klinik zu beginnen und dann zuhause die Umstellung weiter zu führen.

Wir wünschen Ihnen einen raschen Entschluß und daß Sie zu den Erfolgreichen gehören.

Überlingen im März 2001   Dr. Hellmut Lützner
                                                                      Helmut Million

Inhaltsverzeichnis

1. Rheuma und Ernährung

1.1 Einführung

Die Ernährung spiele bei rheumatischen Erkrankungen, außer bei Übergewicht und Gicht, keine Rolle, sagen die meisten Rheumatologen. Ernährungsbehandlung habe ihr Rheuma gebessert, ja sogar ausgeheilt, bezeugen Rheumatiker. Ärzte und Laien aus allen Zeiten konnten letzteres bestätigen.

Wir wollen uns in den Meinungsstreit nicht einschalten; er hat seine verständlichen Ursachen. Ich würde dieses Buch nicht schreiben, hätte ich nicht Ausheilungen und manche erstaunlichen Wendungen im Leidensweg von Menschen mit chronischem Gelenkrheumatismus, häufiger mit Weichteilrheumatismus gesehen.

Besonders eindrucksvoll war das Schicksal einer 55jährigen Frau, die seit 20 Jahren an einem chronischen, zur Versteifung führenden Gelenkrheumatismus (pcP) litt. Sie hatte alle Formen medikamentöser Behandlung hinter sich: von der Salicylsäure über Indometacin, Butazon bis zur Langzeitbehandlung mit Gold, Resochin und Cortison. Dabei war sie in etliche Sackgassen von Nebenwirkungen geraten. Fango- und Moorkuren taten wohl, konnten das Fortschreiten des Leidens jedoch nicht stoppen. Seit 18 Jahren ist sie gesund – durch nichts anderes als durch zweimaliges Heilfasten und eine konsequente Ernährungsumstellung. Die Veränderungen an den Fingergelenken bleiben ihr allerdings in Erinnerung. Sie hat nie wieder einen rheumatischen Schub gehabt oder Schmerzmittel gebraucht. Nur wenn sie einmal in ihre alten Eßgewohnheiten zurückgefallen war oder bei Einladungen nicht Nein sagen konnte, meldeten sich ihre Gelenke durch erneuten Schmerz; sie sind zu ihrem „Gesundheitsbarometer" geworden.

Mit diesem Beispiel möchte ich nicht zu übertriebenen Hoffnungen anregen. Ausheilungen sind selten. Mit gutem Gewissen kann aus ärztlicher Erfahrung jedoch gesagt werden: Was hilft, gilt.

Fasten und Ernährungsumstellung vermögen den Stoffwechsel des Rheumatikers so nachhaltig zu beeinflussen, daß rheumatische Schübe vermieden, das Fortschreiten des Leidens gebremst und der Medikamentenverbrauch entscheidend vermindert werden kann.

Hoffnung ist anderweitig berechtigt:

Mit der Ernährungstherapie wird ein Weg der Selbstbehandlung des Rheumatikers eröffnet.

1.2 Erkrankungen des rheumatischen Formenkreises

Der veraltete und ungenaue, aber jedem bekannte Begriff „Rheuma" leitet sich vom griech. rheumatismos ab und bezeichnet den fließenden, ziehenden Schmerz, im Volksmund „Reißen" genannt, der viele rheumatische Erkrankungen kennzeichnet. Heute werden mit dem Begriff „Rheuma" oder der medizinisch korrekten Bezeichnung „Erkrankung des rheumatischen Formenkreises" sehr unterschiedliche Erkrankungen des Bewegungsapparates bezeichnet. Sie betreffen das Muskel-Skelett-System und das Bindegewebe und gehen mit Schmerzen und Funktionseinschränkungen einher. Allerdings bleiben viele entzündlich-rheumatische Erkrankungen nicht auf den Bewegungsapparat beschränkt, sondern greifen innere Organe, die Augen oder die Haut an. Es sind also Allgemeinerkrankungen mit bevorzugtem Befall des Bewegungsapparates.

Zu den Erkrankungen des rheumatischen Formenkreises gehören u. a.: entzündlich-rheumatische Erkrankungen, wie z. B. akutes rheumatisches Fieber, rheumatoide Arthritis, Morbus Bechterew, die an der Wirbelsäule und an den Gelenken lokalisiert sind. Erkrankungen der nicht-knöchernen Körperstrukturen (z. B. Muskeln, Sehnen, Bindegewebe) bezeichnet man als Weichteilrheumatismus. Die Gicht ist eine Stoffwechselerkrankung, die sekundär zu rheumatischen Beschwerden führt.

Lassen Sie von Ihrem Arzt oder einem Rheumaspezialisten feststellen, welcher Art Ihre Beschwerden sind und ob sie zum rheumatischen Formenkreis gehören. Um die Erkrankung in ihren Ursachen, ihrer Vielfalt und in ihrem Verlauf kennen zu lernen, ist es der Mühe wert, sich zusätzlich durch die im Verzeichnis am Ende des Buches genannten Bücher zu unterrichten.

Rheumatoide Arthritis

Eine der bekanntesten Erkrankung des rheumatischen Formenkreises ist die rheumatoide Arthritis, die umgangssprachlich oft mit dem Begriff „Rheuma" gleichgesetzt wird.

Die rheumatoide Arthritis, (progredient) chronische Polyarthritis, kurz cP, bzw. pcP, ist eine chronisch-entzündliche, oft in Schüben verlaufende Erkrankung des Binde-, Stütz- und Muskelgewebes, die sich v. a. an der

Gelenkinnenhaut (Synovialis) und an gelenknahen Strukturen (z. B. Schleimbeuteln) manifestiert. Die pcP ist eine eingreifende entzündlich-rheumatische Erkrankung. Sie betrifft Frauen dreimal häufiger als Männer. Der Altersgipfel liegt im 40. Lebensjahr.

Symptome

Typisch für die rheumatoide Arthritis ist die Morgensteifigkeit der betroffenen Gelenke über mindestens eine Stunde. Die Gelenke sind geschwollen, überwärmt, druckschmerzhaft (Händedruck bei der Begrüßung) und schmerzhaft bewegungseingeschränkt. Appetitlosigkeit, Gewichtsabnahme, Abgeschlagenheit und vegetative Symptome (starkes Schwitzen) können den Gelenkbeschwerden vorangehen.

Zunächst sind meist die Handgelenke sowie die Fingergrund- und -mittelgelenke betroffen. Später treten größere Gelenke und evtl. die Wirbelsäule hinzu. Die Zerstörung von Gelenken, Bändern und Sehnen hat langfristig meist Fehlstellungen zur Folge, die an den Händen so typisch sind, daß man die Hände auch als „Aushängeschild" eines Polyarthritikers bezeichnet.

Krankheitsentstehung

Die Ursachen der Erkrankungen des rheumatischen Formenkreises sind nicht hinreichend geklärt. Es wird angenommen, daß unbekannte Auslöser (evtl. Virusinfekte?) eine Autoimmunreaktion besonders gegen das köpereigene Gelenkgewebe in Gang bringen. Die Gelenkinnenhaut reagiert mit Ergußbildung, sie wuchert in das Gelenk hinein und verursacht eine Entzündung. Die Gelenke deformieren, im Endstadium versteifen sie dann oft völlig. Die Autoimmunreaktion kann sich aber auch an anderen Organen abspielen und dort entsprechende Symptome hervorrufen.

Die meisten Patienten erleben die rheumatoide Arthritis als langsam, aber stetig fortschreitende Erkrankung, die trotz zwischenzeitlicher Stillstände letztlich die Beweglichkeit der Patienten erheblich einschränkt.

Schulmedizinische Therapie

Heilen läßt sich die rheumatoide Arthritis bis heute nicht, wohl aber lindern. Bei geringer Entzündungsaktivität wird die Behandlung mit nichtsteroidalen Antirheumatika begonnen. Meist reicht dies zur Beherrschung der Schmerzen und der Bewegungseinschränkung jedoch nicht aus, so daß ein geeignetes Basistherapeutikum gesucht werden muß, um den zerstörerischen Prozeß zu verlangsamen.

Gicht

Die Gicht, auch als Arthritis urica bezeichnet, ist eine Stoffwechselerkrankung, die sekundär zu rheumatischen Beschwerden führt. Sie zählt nicht zu den klassischen rheumatologischen Erkrankungen, obwohl die auftretenden Gelenkschmerzen und -zerstörungen heftiger sein können als bei entzündlich-rheumatischen Krankheiten.

Symptome

Die Gicht verläuft über lange Zeit völlig symptomlos, bis dann überraschend und meist in der Nacht ein akuter Gichtanfall einsetzt. Anfangs ist nur ein Gelenk betroffen. Das Gelenk ist stark geschwollen, gerötet und extrem schmerzhaft. Selbst das Gewicht der Bettdecke und leichteste Berührungen oder Erschütterungen lösen heftige Schmerzen aus. Evtl. hat der Patient auch Fieber und fröstelt. Im weiteren Verlauf der Erkrankung wechseln akute Gichtanfälle mit symptomfreien Intervallen ab.

Unbehandelt entwickelt sich nach ca. 5–15 Jahren die chronische Gicht, die durch Gelenkdeformierungen und Harnsäureablagerungen in Weichteilen und Knochen gekennzeichnet ist. Diese sichtbaren Ablagerungen können Erbsen- bis max. Walnußgröße erreichen und werden als Gichttophi (Gichtknoten) bezeichnet. Man findet sie vor allem an den Ohrmuscheln, Fingern, Zehen und Ellenbogengelenken.

Krankheitsentstehung

Gicht kann angeboren sein (primäre Gicht) oder als Folge einer Erkrankung des blutbildenden Systems entstehen (sekundäre Gicht). Bei Gichtkranken lagern sich infolge einer Störung im Purinstoffwechsel Harnsäurekristalle in den Gelenken ab. Harnsäure entsteht bei der Proteinaufspaltung und wird von den Nieren über den Harn ausgeschieden. Die Folge ist eine Auskristallisierung der Harnsäure unter anderem in der Niere und in Gelenken mit der Folge einer akuten Gelenkentzündung.

1.3 Das Bindegewebe als Ort der Verschlackung

Entzündungsstoffwechsel im Gewebe

Bei allen Formen der rheumatischen Erkrankungen und bei der Gicht liegt ein entzündlicher Prozess vor, der durch Botenstoffe, sog. Entzündungsmediatoren gesteuert wird. Vor allem Prostaglandine rufen die Gefäßerweiterung mit lokaler Überwärmung hervor, steigern die Gefäßdurchlässigkeit und sind an der Schmerzentstehung beteiligt.

Prostaglandine wie auch die anderen Botenstoffe (Leukotriene, Thromboxan) sind Oxidationsprodukte der Arachidonsäure. Die Arachidonsäure entsteht bei jeder Entzündung normalerweise im Gewebe, sie wird aber zusätzlich durch tierische Produkte in der Ernährung zugeführt und erhöht damit die Intensität der Entzündung.

Arachidonsäurehaltige Nahrungsmittel sind vor allem Fleisch und Fleischprodukte: „Wird Arachidonsäure von der Nahrung ausgeschlossen, wie dies durch eine vegetarische Kost möglich ist ... so kommt es bei der rheumatischen Arthritis zu einer Besserung im Krankheitsverlauf." (Adam)

Bei der Gicht ist es die Harnsäure, die sich kristallin im Bindegewebe, an den Gelenken und in den Nieren ablagert. Bevor der Gichtkranke von seinem ersten Schmerzschub angefallen wird, lagerte sich jahrelang nicht ausgeschiedene Harnsäure in seinem Körper ab, „bis der Topf voll war". Dann helfen nur noch Schmerzmittel. Um die flüssige Harnsäure im Blut nicht krankhaft erhöhen zu lassen, gibt es harnsäuresenkende Medikamente. Die Ursache der Gicht ist damit nicht behoben. Eine angeborene Neigung zur Gicht läßt sich nicht ändern; man muß sich aber hüten, zusätzlich viel Harnsäure mit der Nahrung aufzunehmen.

Bei den meisten Gichtkranken („hohe Harnsäure im Blut") enthält die tägliche Nahrung zuviel Fleisch, Wurst, Innereien, Geflügel, Fisch und zuwenig frische Salate, Obst und Gemüse.

Die Verschlackung im Gewebe – schleichender Beginn

Das Bindegewebe gewinnt zunehmend unsere Aufmerksamkeit, seit wir wissen, daß es nicht einfach nur Füllsubstanz zwischen Blutgefäßen und Organen ist, sondern ein hochdifferenziertes Netz von Abwehrzellen, Nervenfasern, Lymphgefäßen, Kapillaren und der Grundsubstanz. Die Grundsubstanz enthält u.a. Proteoglykane, Kollagen, Elastin, die sich während einer chronischen Erkrankung verändern. „Verschlackung" nennt man die Ablagerung und Einlagerung von Stoffen, die mit der Nahrung aufgenommen, aber nicht endgültig verstoffwechselt und ausgeschieden werden. Das trifft für Fremdstoffe in der Nahrung und für jede Art von Überernährung zu, besonders in Verbindung mit Bewegungsmangel und Sauerstoffnot in der Atemluft. Inhalierte Gifte beim Rauchen oder im dichten Autoverkehr werden ebenso im Bindegewebe abgelagert wie Farben und Konservierungsstoffe aus Genußmitteln.

Wendt, Eppinger und Heine haben den Begriff der „Verschlackung" in die medizinisch-anatomische Sprache übersetzt: Wendt mit elektronenoptischen Bildern von der Verdickung der kapillaren Basalmembran und Eppinger und Heine mit klaren Vorstellungen von der Funktion des Bindegewebes und von biochemischen Vorgängen im blockierten Grundgewebe (Wendt und Eppinger zitiert in Heine ☞ Literaturverzeichnis Seite 124).

Ablagerung

Der menschliche Körper hat nur eine begrenzte Aufnahmefähigkeit für Stoffe, mit denen er im Laufe seines Lebens fertig werden muß, einerlei, ob es Bakterien, Gifte, Virustoxine, Fremdstoffe jeglicher Art oder ein Übermaß an Nahrung ist. Was nicht verarbeitet, „verstoffwechselt" werden kann, wird im Bindegewebe aufgefangen, vernichtet oder gespeichert. Das Bindegewebe findet sich als Zwischengewebe in allen Organen, auch in den Blutgefäßen, in der Muskulatur und in der Gelenkkapsel. Solange dieses „Organ" funktioniert, geht alles gut – jahre- oder jahrzehntelang.

Doch eines Tages verändert der Verschlackungsprozeß die Bindegewebszellen. Der Körper wird überempfindlich gegenüber den dort abgelagerten Giftstoffen, ja sogar gegenüber den veränderten eigenen Körperzellen.

Dann bedarf es nur noch eines Wetterwechsels, einer Erkältung oder einer Durchnässung, um eine rheumatische Reaktion auszulösen. Nur scheinbar kommt das dann aus heiterem Himmel.

Überwachungsdienst

 Vorher

Wie auch die Zusammenhänge sein mögen, der noch Gesunde sollte sich von Zeit zu Zeit befragen, ob

- sich sein Körper in der von der Natur gedachten Ordnung befindet
- er Kälte noch mit Wärme beantworten kann oder mit einer Erkältung
- er auf Hitze sinnvoll mit Schwitzen oder mit einem Wärmestau reagiert.

Er sollte täglich, mindestens aber wöchentlich prüfen, ob

- er seinen Muskeln und Gelenken eine zusätzliche Belastung zumuten kann; erst dann darf er seiner Leistungsreserven sicher sein;
- Herz, Kreislauf und Atmung auch dann noch alles hergeben, wenn der Alltagstrott durchbrochen werden muß, weil eine ungewohnte Anforderung gestellt wird.

Vor allem haben wir es alle nötig, uns auf das rechte Maß bezüglich Nahrungsaufnahme und Energiebedarf, von Einfuhr und Ausfuhr, Einlagerung und Ausscheidung zu besinnen.

 Umkehr

Wieviel mehr bedarf der Erkrankte dieses Nachdenkens und Prüfens!

Seine Funktionen sind im Laufe der Jahre eingeengt, und zwar: Nicht nur seine Bewegungsabläufe, sondern auch und vor allem seine Stoffwechselabläufe. Hier geht es dann nicht mehr nur um Besinnung und leichte Korrektur. Hier ist gegenüber der jahrelangen Einlagerung, Vergiftung und Verschlackung der drastische Eingriff, die Umkehr und die Neuordnung aller Lebensabläufe unerläßlich.

Der Körper selbst übernimmt staunenswerte Reinigungs- und Reparaturarbeiten, wenn man ihm die Voraussetzungen dazu schafft, und das Leiden nicht schon das Stadium des Unkorrigierbaren erreicht hat.

1.4   Ernährungsmedizinische Aspekte

Rheuma und Ernährung – was haben sie miteinander zu tun?

Beide Erkrankungen, Rheuma und Gicht lassen sich durch die gleiche Ernährungsstrategie beeinflussen! Bei diesen sog. „Säurekrankheiten" ist es notwendig, reichlich basenbildende Nahrung – frische Salate, Obst und Gemüse – zuzuführen, um die Säuren zu neutralisieren. Dabei meint frisch: im unerhitzten, natürlichen Zustand, denn nur so werden dem Körper zahllose „sekundäre Pflanzenstoffe" zur Verfügung gestellt. Frisch heißt „Rohkost", wie sie Bircher-Benner nannte, oder „Frischkost", wie wir heute sagen.

Vollwert-Ernährung

Leitzmann sieht das Grundprinzip der Vollwert-Ernährung darin, qualitativ hochwertige, möglichst frische und naturbelassene Nahrungsmittel zu verwenden. Vollwertkost ist also vorwiegend frische Kost in Form von Gemüse und Obst, Getreide- und Milchprodukten. Fleisch und Eier sind nicht verboten, sollten aber nicht Hauptbestandteil der Ernährung sein.

Unsere Erfahrung über Jahrzehnte erweist die Richtigkeit der Formel: Gesundheit wird erhalten durch eine möglichst naturbelassene Nahrung, Krankheit gefördert durch tierische Mastprodukte und durch Nahrungsmittel, die durch Chemikalien und Hitze verändert wurden. Das gilt auch für rheumatische Krankheiten.

Wir haben 1982 über 150 Rheumakranke (überwiegend Patienten mit chronischer Polyarthritis, aber auch Weichteilrheumatismus, Morbus Bechterew und Arthrosen) befragt und 142 Antworten bekommen. Vorgelegt wurden im wesentlichen folgende Fragen: Ist Ihr Rheuma ernährungsabhängig. Kommt es zu einer Verschlimmerung oder Besserung nach bestimmter Ernährung? Nach Angabe der Befragten kommt es zu einer **Verschlimmerung** des rheumatischen Leidens:

- 61mal durch Fleisch und Wurstwaren
- 52mal nach Verzehr hoch raffinierter Kohlenhydrate (Zucker und Weißmehlprodukte)
- 68mal nach Genußmitteln (Alkohol, Kaffee, Tee, Nikotin)
- 27mal durch tierische Fette und Milchprodukte.

Die Befragten glaubten eine **Besserung** des Leidens erzielt zu haben:

- 40mal nach betont pflanzlicher Kost
- 36mal nach zeitweisem Nahrungsverzicht bzw. maßvoller Ernährung
- 57mal nach hohem Rohkostanteil der Nahrung
- 25mal nach dem Verzehr von Vollkornprodukten
- 17mal nach dem Verzehr sog. naturbelassener fette und Vollmilchprodukte.

Vollwertkost beeinflußt also das Befinden positiv. Sie enthält kein Fleisch und kaum fettreiche Lebensmittel, also kaum Nahrungsmittel, die reich an Arachidonsäure sind und den Entzündungsprozess begünstigen. Vollwertkost ist zudem reich an Antioxidantien.

Allgemeine Ernährungsregeln

Die Vollwert-Ernährung ist also eine Ernährungsform, die im Vergleich zur Zivilisationskost das entzündliche Geschehen nicht zusätzlich unterstützt. Sie gibt pflanzlichen Lebensmitteln den Vorzug vor tierischen Produkten (Fleisch, Milch- und Milchprodukte) und legt Wert auf die Verwendung von Lebensmitteln, die nur gering verarbeitet wurden. Idealerweise besteht die Hälfte der Nahrung aus unerhitzter Frischkost.

Wenn Sie sich an den folgenden Ernährungsregeln orientieren, entlasten Sie ihren Körper und unterstützen sich auf dem Weg zur Heilnahrung (☞ Seite 15).

Meiden von Nahrungsmitteln mit Arachidonsäure

Wie bereits erwähnt, ist die Arachidonsäure vor allem in Nahrungsmitteln tierischer Herkunft enthalten. Es empfiehlt sich also tierische Nahrungsmittel wegzulassen, da dadurch dem Körper der Baustein für die Produktion der Prostaglandine entzogen und somit entzündliche (Gelenk-) Reaktionen gemindert werden. Bei konsequenter und langfristiger vegetarischer Ernährung lassen sich meist Schmerzmittel einsparen, auch die sogenannten nichtsteroidalen Antirheumatika, welche die Prostaglandinsynthese im Körper hemmen. Zu empfehlen ist ebenfalls die vermehrte Zufuhr ungesättigter Fette (sogenannte Omega-3-Fettsäuren), die in vielen Fischsorten, sowie in hochwertigen Pflanzenfetten (z.B. Walnußöl) vorhanden ist. Auch dadurch läßt sich nachweislich die Produktion der Prostaglandine senken.

Zufuhr von Antioxidantien

Bei Gelenkentzündungen werden auch sogenannte Sauerstoffradikale freigesetzt, die die Zerstörung verschiedener Gelenkstrukturen (z. B. Knorpel) mit verursachen. Antioxidantien neutralisieren Sauerstoffradikale.

Vitamin E und Selen gehören zu den Antioxidantien, die beim Rheumatiker oft erniedrigt gefunden werden. In einer Vollwert-Ernährung sollten sie ausreichend enthalten sein.

 Ernährungsregeln

- Wenig Fleisch, z. B. nur noch 2 mal pro Woche.
- Viel Fisch, mindestens 2 mal pro Woche.
- Vorzugsweise Gemüse, Sojagerichte, Obst und Milchprodukte. Sie enthalten wenig Arachidonsäure und sorgen für ausreichende Zufuhr von Vitaminen, Calcium und Spurenelementen: Vitamin C, E, und Selen.
- Verwendung hochwertiger Pflanzenöle wie Walnußöl, Weizenkeimöl, Rapsöl, Sojaöl. Sie enthalten keine Arachidonsäure und haben eine hohen Anteil an Omega-3-Fettsäuren und Vitamin E.
- ½ l Milch pro Tag oder entsprechende Milchprodukte gewährleistet eine ausreichende Calcium-Zufuhr.
- Wenig Alkohol, da Alkohol die Bildung von Oxidantien unterstützt.
- Ausreichende Bewegung an frischer Luft. Dadurch wird der Knochenanbau und die Bildung von Vitamin D im Körper gefördert.

Neben diesen allgemeinen Ernährungsregeln gibt es diätetische Maßnahmen, die von naturheilkundlich orientierten Ärzten seit langem erfolgreich angewendet wird. Dieser zweite Schritt – auf dem Weg von der Zivilisationskost zur Heilnahrung – kostet allerdings mehr Mut und Konsequenz (☞ Seite 15).

Diätetische Maßnahmen

Fasten ist das stärkste natürliche Mittel gegen Entzündungs- und Verschlakkungskrankheiten. Eine norwegische wissenschaftliche Studie („Lancet" 338/1991) beweist die inzwischen unbestrittene Wirksamkeit des Fastens auf die rheumatische Entzündung aufs neue und belegt die günstige Langzeitwirkung einer besonders strengen Kost. Sie ist:

* rohkostreich
* ohne tierisches Eiweiß
* glutenfrei (ohne Getreide, dafür Hirse, Reis und Mais)
* und frei von Zucker.

1997 werden in einer Diplomarbeit von Karen Lasch und 1999 in einem Buch von Adam die Möglichkeiten von Fasten und Ernährungstherapie bei der chronischen Polyarthritis und anderen rheumatischen Erkrankungen bestätigt (☞ Literaturverzeichnis Seite 124).

In unserer Fachklinik für ernährungsabhängige Krankheiten (☞ Adressen Seite 126) werden seit Jahrzehnten Kranke des rheumatischen Formenkreises mit Fasten, Rohkost und Vollwertnahrung erfolgreich behandelt. Die Begleittherapie erfolgt durch einfache klassische Naturheilverfahren und Bewegungstherapie und nur im Notfall ergänzt durch Medikamente.

1.5 Selbsthilfe einmal anders

Was Sie über Rheumabehandlung wissen sollten, erfahren Sie durch Ihren Arzt, während eines Kuraufenthaltes, durch die Selbsthilfegruppen der Rheumalgia und durch Bücher, die Ihnen das Verständnis für Ihr Leiden öffnen und zum Selberhandeln anregen (Schauder ☞ Literaturverzeichnis Seite 124).

Dieses Buch will Hilfe zur Selbsthilfe für die Bereiche Ernährung, Stoffwechsel, Verdauung und Ausscheidung anbieten.

Zähne sanieren

Den Schmerz können Sie durch sinnvolle Anwendungen lindern, die Bewegungseinschränkung durch richtig dosierte Bewegung überwinden. Einen giftstreuenden Zahnherd sollte man entfernen – auch wenn er nicht allein für das Leiden verantwortlich gemacht werden kann.

Durch die Stoffwechselbrille sehen

Es lohnt sich, Schmerz und Bewegungseinschränkung auch vom Stoffwechsel her zu betrachten:
Ein entgiftetes und entschlacktes Gewebe wird frei von dem Schmerz, der durch Stoffwechselreste und Stoffeinlagerungen im Gewebe zustande gekommen ist. Dieser Schmerzanteil beträgt bei manchen rheumatischen Erkrankungen nur 10 oder 20%, bei anderen jedoch 50% und mehr. Bei „Zellulitis", Pannikulose oder dem Weichteilrheumatismus kann der stoffwechselbedingte Schmerzanteil 100% betragen. Die Blutuntersuchung ergibt oft kein Zeichen dafür, ob es sich um echten Rheumatismus oder um Gicht handelt. Wir sind sicher, daß es auch andere Formen solcher „Verschlackungsrheumatismen" gibt. Sie sind einer Ernährungsbehandlung sehr gut zugänglich. Fangen Sie an, die Verschlackung Ihres Körpers zu ändern!

Ausscheidung

Anregung zu ausgiebiger Bewegung bedeutet gleichzeitig Anregung zum Schwitzen (d.h. zur Ausscheidung) und Anregung zum Abbau der in der Muskulatur abgelagerten Schlacken. Die Ausscheidungsorgane Niere und Darm haben jetzt eine besonders wichtige Funktion.

Ausleitung

Die Pflege des Wärmehaushaltes ergibt nicht nur angenehme Durchwärmung und Schutz vor Kälte, sondern auch die richtige Betriebstemperatur in der Blutbahn und in den Körpergeweben, um Entschlackungs- und Entgiftungsvorgänge besser ablaufen zu lassen (Bäder, Packungen, Thermalschwimmen u.ä.).
Massagen haben nicht nur den Sinn, die Muskulatur zu lockern und die Gelenke beweglich zu machen, sondern auch den, im Gewebe abgelagerte Stoffe zu mobilisieren und der Ausscheidung zuzuführen. Die tastende Hand des Masseurs erlebt am ehesten, wie sich die Knötchen, Verklebungen, flächenhaften Verdichtungen im Gewebe mit den Schmerzzonen des Patienten decken. Sie sind weit rascher zu lösen, wenn man die Behandlung nicht allein mit Wärme, Bewegung und Packungen durchführt, sondern mit einer entschlackenden Ernährung und der Ausleitung über Haut und Darm verbindet.

Fütterungs- und Entsorgungssysteme in Ordnung halten

Offen gestanden: Ich verstehe nicht, warum diese Sicht in der Allgemeinbehandlung des chronischen Kranken noch immer so vernachlässigt wird. Wer sie in den Behandlungsplan einfügt, hat mehr Erfolg.

Die Fütterungs- und Entsorgungssysteme des Menschen beschränken sich nicht auf Mund, Darm und After, wir man gemeinhin annimmt; sie existieren ebenso in jedem Organ mit seinem von feinen Kanälchen durchzogenen Bindegewebe; dies gilt nicht minder für jede Zelle.

„Stoffwechsel": Die Stoffe wechseln zwischen Organzellen, Bindegewebe und Blutbahn.

1.6 Was heißt Heilung?

Die Endausheilung rheumatischer Krankheiten ist selten. Es gibt aber praktische Heilung im Sinne einer weitgehenden Beschwerdefreiheit: sie ist allerdings abhängig von der lebenslangen Sorge des Rheumatikers um die Funktionstüchtigkeit seiner Stoffwechselorgane. Das heißt:

 Lebenslang

Wer gelernt hat, Ernährung, Ausscheidung und Bewegung im bestmöglichen Gleichgewicht zu halten, kann gesunden und sich gesund erhalten. Wer „lebendig" geworden ist, hat auch die Aussicht „heil" zu sein.

Erlebte Besserungen ermutigen zum Weitermachen. Ein Stillstand im Fortschreiten der Erkrankung oder eine Verminderung der Anzahl der Schmerzmittel sind beachtenswerte Ergebnisse der eigenen Bemühungen.

Solange sich ein Organismus noch ändern kann, lohnt sich der Aufwand. Je früher Sie beginnen, um so mehr erreichen Sie durch eine Ernährungsbehandlung. Wer in den Teufelskreis: Schmerz – Behinderung – Resignation – Trost durch „Lebensgenüsse" geraten ist, steht vor der schwierigen Entscheidung: So weiter?? Einschnitt und Umkehr!

Am eigenen Leibe habe ich die verheerenden Folgen einer Störung im Fütterungs- und Entsorgungssystem des Körpers erfahren.

15 Jahre lang war vergeblich versucht worden, einer chronischen Hauterkrankung (Neurodermitis) mit Hilfe äußerlicher Mittel Herr zu werden. Da

das Ekzem zeitweise große Teile meines Körpers überzog, fühlte ich mich körperlich und seelisch stark behindert. Bis mir ein Arzt sagte: Du mußt Deine Ernährung ändern und für eine bessere Ausscheidung sorgen. Ich habe heute eine vollkommen glatte und gesunde Haut. Dennoch bin ich nach wie vor ein Ekzematiker: Ich brauche nur drei Tage lang das Falsche zu essen, so fängt meine Haut an zu jucken, Bläschen zu bilden und zu nässen; in kurzer Zeit ist der Ausschlag wieder da. (Leider esse ich die krankmachende Nahrung ebenso gern wie die heilsame. Der Appetit funktioniert eben nicht als instinktsichere Bremse). Ich weiß inzwischen: Hier hilft nur unbedingter Verzicht und die Umkehr zur Heilnahrung, die meine Dauernahrung geworden ist. Die Haut wurde zum Barometer meines richtigen oder falschen Ernährungsverhalten.

2. Zwei Wege führen zur Heilnahrung

2.1 Die Kehrtwendung

> ⇨ **Fasten → Rohkost/Frischkost → Heilnahrung**

Die sofortige Ernährungsumstellung von der Zivilisationskost zur Heilnahrung ist streng, aber tief befriedigend. Dabei ist Fasten der beste Einstieg und führt am schnellsten zum Erfolg.

Die Änderung bisheriger Ernährungsgewohnheiten gelingt am besten durch einen entschlossenen Stop des Bisherigen und den Beginn „von unten her", vom Nullpunkt aus.

> ⇨ **Fasten – beim ersten Mal in der Fastenklinik**
> **Fasten heißt:**
> - totaler Nahrungsverzicht: nichts essen für 5 oder 10 Tage
> - nur trinken: Tees, Obst- und Gemüsesäfte – verdünnt – und reichlich Wasser/Mineralwasser
> - für Ausscheidung sorgen
> - und viel Bewegung an frischer Luft.

Fasten in einer Fastenklinik wird jedem gelingen, der neben gutem Willen ein wenig Mut hat, nicht schwer krank oder abgemagert ist. Vor „wildem Fasten" möchte ich warnen. Haben Sie keine Angst! Probieren Sie es – lassen Sie sich führen. Es will gelernt sein.

Für eine zweite Fastenkur finden Sie in meinem Buch: „Wie neugeboren durch Fasten" (Literaturverzeichnis Seite 124) eine genaue Gebrauchsanweisung.

Fasten rührt den „trüben Bodensatz" von Entzündungsfolgen, Stoffwechselschlacken und degeneriertem Zellmaterial auf und räumt den „Müll" beiseite. Es ist seit Jahrtausenden die bewährteste Methode, Krankhaftes abzubauen und auszuscheiden. Fasten bedeutet für den Patienten einen tiefen Umbruch im Körperlichen wie im Seelischen.

Es ermöglicht den Verzicht, durchtrennt unsere alltäglichen Gewohnheiten. Sowohl in die Hartnäckigkeit des Leidens wie in die Verkrustung der Lebensgewohnheiten führt es zu einem heilsamen Einschnitt.

Rohkost, Frischkost

Der Übergang in eine Rohkostbehandlung, die 2–6 Wochen dauern kann, fällt nach diesem Kurz-Fasten nicht schwer. Es geht weiter mit dem Abbau von Krankhaftem, während dem Körper schon reichlich Vitamine, Pflanzenfermente, Rohstoffe und unzerstörte Zellinformationen zum Aufbau angeboten werden. Die Rohkost erzieht zum Kauen, verändert Geschmackstraditionen, vermittelt Freude am Ursprünglichen und läßt das verlorene Nahrungsmaß wiederfinden. Rohkostkuren sind berühmt geworden.

Aktive Heilnahrung

Schließlich kommen wir zu einer Ernährungsform, die lang genossen werden kann: 2–6 Monate oder besser lebenslang. Ihre Zusammensetzung und ihr Prinzip verstehen Sie, wenn Sie die nächsten Seiten lesen.

2.2 Die schrittweise Nahrungsumstellung

 Zivilisationskost → Vollwertkost → Heilnahrung

Dies ist der vorsichtigere Weg – richtig für alle, die weder Fasten sollten noch Rohkost essen können. Er führt ein wenig langsamer zum gleichen Ziel.

Vollwertnahrung für alle

Über- und Fehlernährung bedürfen der Korrektur, wenn es um Gesundung gehen soll. Der erste Schritt führt von der Zivilisationskost – Traditionskost, bürgerliche Küche – zu einer modernen Vollwertnahrung, wie sie jeder gesunde Mensch heute ohnehin anstreben sollte (☞ Faltblatt).

Vegetarische Gesundkost

Der zweiter Schritt führt über den Verzicht auf Fleisch, Wurst und Fisch, Süßwaren und hocherhitzte Milchprodukte zur vegetarischen Vollwertnahrung: Man sorgt für ein ausgewogenes Eiweißangebot aus Gemüse,

Früchten, Korn, Milchprodukten und Ei. Sie ist bereits Gesundkost, die lang genossen werden kann und die wesentlichen Veränderungen im kranken Organismus stufenweise, wenn auch langsam vollzieht. Fleischwaren werden übrigens nicht aus weltanschaulichen Gründen gemieden, sondern weil sie von Rheumatikern als ungünstig erlebt wurden.

Aktive Heilnahrung

Mit einem dritten Schritt gelangt man zur eigentlichen aktiven Heilnahrung. Ihre Wirkung beruht auf der noch größeren Konsequenz auf dem Weg vom „Nahrungsmittel" zum „Lebensmittel".

Hier geht es nicht nur um die Vermeidung ungünstiger bzw. schädlicher Nahrungsbestandteile, sondern vor allem um Zufuhr aktiv-lebendiger Substanz. Ihre Wirkung beruht auf den drei Grundsätzen:

- **So naturbelassen wie möglich,** möglichst ohne eingreifende Verfahren hergestellt; so schonend wir möglich zubereitet; ohne chemische Schönungs- und Konservierungsmittel.

- **So frisch wie möglich.** Die Zeit zwischen Ernte, Kauf, Zubereitung und Verzehr sollte so kurz wie möglich sein. Frischsäfte und Rohkost verlieren erheblich an Wert und Geschmack, wenn man sie auch nur eine halbe Stunde stehen läßt.

- **Gesund vom Boden her.** Biologisch orientierter Land- und Gartenbau produziert gesündere und stabilere Pflanzen; sie schmecken besser und führen eher zur Gesundung als kunstgedüngte und mit chemischen Mitteln behandelte.

Zu ihrem hohen Sättigungs- und Befriedigungswert gesellt sich der bedeutende Heilwert dieser Ernährungsform.

Schließlich sei noch einmal deutlich gesagt: der noch so strenge diätische Eingriff bleibt sinnlos, wenn ihm nicht eine langzeitige Ernährungsumstellung folgt. Haben Sie keine Angst vor eigener Unzulänglichkeit. Der durch eine Nahrungspause gereinigte und entlastete Organismus verlangt von selbst nach gesunder Nahrung.

Übersicht

In einer Beilage zum Buch finden Sie eine Übersicht, die Ihnen Dreierlei deutlich macht; legen Sie sie vor sich hin:

- Wo stehe ich zur Zeit?
- In welchen Bereichen muß ich meine Nahrung ändern?
- Welche nächsten Schritte kann ich gehen?

 Die Übersicht „Ernährungsumstellung in zwei Schritten" wird der Kompaß für Ihren Weg in den nächsten zwei Jahren sein – oder für immer.

 Hängen Sie den Plan in Ihrer Küche auf.

Hier sind zwei große Schritte aufgezeichnet. Gehen Sie den Weg der Nahrungsumstellung in vielen kleinen Schritten. Machen Sie sich einen eigenen Stufenplan:

Stufenplan

Zum Beispiel so:

1. Schritt: Ab heute keine Süßigkeiten mehr.
2. Schritt: Morgens Müsli probieren.
3. Schritt: Mit der Familie besprechen: anderes Brot probieren, d.h. Vollkornbrot, wer kauft was – wo – ein?
4. Schritt: nur noch 3 Mahlzeiten täglich, zwischendurch trinken.
5. Schritt: ....

Zunächst also: Papier und Stift für die Planung in die Hand!

Ob Kehrtwendung oder schrittweise Nahrungsumstellung – gehen Sie den Weg, der Ihrer Krankheitssituation angemessen ist und Ihrem Wesen am ehesten entspricht. Gehen Sie den Weg, den Ihre Berufs- oder Familiensituation erlaubt. Aber gehen Sie den Weg mutig zu Ende; zaghafte Schritte bringen Sie nicht vorwärts.

2.3 Wer – wann – was?

Diätklinik

Medikamente werden dosiert, d.h. sie werden dem Menschen und seinem jeweiligen Krankheitszustand genau angepaßt. Heilnahrung gehört beides in die Hand des darin erfahrenen Arztes. Leider jedoch sind die meisten Ärzte in dieser Art von Diätetik nicht ausgebildet. Ideal ist es, wenn Sie während eines Heilverfahrens in einer ärztlich geleiteten Diätklinik oder einem guten Diätkurheim einmal durch die vielen Möglichkeiten der Ernährungsbehandlung geführt worden sind.

Gleichzeitig lernen Sie dort, wie man eine Heilkrise überwinden kann. Mit solchen Erfahrungen ausgerüstet ist es ein leichtes, auch zu Hause strenge Diättage zu machen oder die begonnene Ernährungsumstellung fortzuführen. Es muß allerdings zugegeben werden, daß es in Europa nur wenig Häuser dieser Art gibt. Deshalb fangen Sie einfach damit an, sich selbst zu helfen.

Selbsthilfe

Je strenger und radikaler der Ernährungseinschnitt, desto intensiver sind Entlastung, Entgiftung und Heilreiz, desto rascher der Erfolg. „Intensivdiätetik" – Fasten und Rohkost – setzt eine noch vorhandene gute Grundgesundheit und meist auch einige Gewichtsreserven voraus. Sie ist eher für jüngere als für ältere Menschen geeignet.

 Fasten bedarf einer sehr genauen Anweisung und exakten Durchführung.

Sie finden sie bis in alle Details in meinem kleinen Buch: „Wie neugeboren durch Fasten" (☞ Literaturverzeichnis Seite 124). Es wurde eigens für ein Selbstfasten geschrieben und ist in jeder Buchhandlung zu haben.

Im Schub, bei Fieber

Je akuter eine Erkrankung, desto strenger muß man sie behandeln. Beim fieberhaften, rheumatischen Schub läßt man fasten, solang der Appetit fehlt. Der sich regende Hunger ist das beste Zeichen, daß der Körper jetzt Nahrung verwerten kann. Dann ist eine vorsichtig gestaltete Aufbaukost ratsam; auch sie wird im Fastenbuch (☞ Literaturverzeichnis Seite 124) geschildert.

Im Gichtanfall

Während eines akuten Gichtanfalls sollte man nur Rohkostsalate (☞ Seite 40) und Obst essen und viel Tee oder Wasser trinken.

Bei chronischer Krankheit langzeitig!

Je langwieriger ein Krankheitsprozeß ist, desto mehr kommt es auf langdauernde Ernährungsumstellung an. Hier kann ein kurzes Fasten der rechte Auftakt sein. Wesentlich ist die mehrwöchige strenge Rohkost (☞ Seite 36) und schließlich eine rohkostreiche Heilnahrung (☞ Seite 45) – für ein viertel, ein halbes oder auch ein ganzes Jahr. Manches schwere Rheuma, manche Gicht sind allein damit schon wesentlich gebessert worden, daß man von Heilung sprechen kann. Frühformen können ausheilen.

Anfällig?

Der Rheuma- oder Gichtanfällige sollte eine Umstellung von der denaturierten Zivilisationskost auf eine vegetarische Vollwertnahrung vornehmen. Nach „Diätsünden" – nach unvermeidlichen Diners, Festen oder Hotelkost – sind einzelne Entlastungstage sehr geeignet: der Obst- oder Reistag, der Kartoffel-, Sauerkraut- oder Rohkosttag. Übergewicht, Bluthochdruck oder Herzüberlastung werden wohltuend reguliert durch wöchentlich ein bis zwei Entlastungstage (☞ Seite 37).

Im Beruf

Berufsarbeit und Fasten vertragen sich nur unter bestimmten Voraussetzungen (☞ Fastenbuch, Literaturverzeichnis Seite 124). Jede körperliche Hetze, jede nervlich-seelische Belastung erschweren ein Fasten. Der Berufstätige mildert die Strenge seiner Entlastungstage oder der Rohkost durch Hinzunahme von Milch, etwas Knäckebrot oder einigen Nüssen. Eine langzeitige Heilkost kann jeder durchführen, selbst wenn er zu den körperlich Schwerarbeitenden gehört. Sie kann als kalorienarme Reduktionskost (☞ Seite 45) genommen werden. Die Tatsache, daß der Hauptteil der Nahrung unerhitzt bleibt, macht den Heilwert dieser Kost aus.

Grenzen

Die Grenzen strenger Diät – des Fastens, häufiger Entlastungstage oder strenger Rohkost – liegen beim Körpergewicht. Der Untergewichtige ist dicht an der Erschöpfung seiner Reserven; er würde bei kalorienreduzierten Kostformen zuviel an lebenswichtiger Substanz verlieren. Die Grenzen der Rohkost liegen dort, wo sie von einem geschädigten oder nicht mehr voll leistungsfähigen Verdauungsapparat nicht genügend verwertet werden kann oder wo ein lückenhaftes Gebiß nicht mehr imstande ist, Rohkost gründlich zu kauen. Das ist häufig bei älteren Menschen der Fall. Hier begnügt man sich mit frischgepreßten Obst- oder Gemüsesäften, Weizenkeimen oder auch Pflanzenpreßsäften als Ergänzung und Aufwertung der täglichen Nahrung.

Bei jeder Kostveränderung kann auch der Gesunde an die Grenzen der Nahrungsverträglichkeiten stoßen. Wer nicht gewöhnt war, Rohkost oder Vollkorn zu essen, erlebt häufig in den ersten 1–3 Wochen einen Blähleib, Völlegefühl, Verstopfung oder Durchfall als Zeichen von Umstellungsschwierigkeiten.

 Jede Umstellung braucht Geduld.

Gewöhnen Sie deshalb Ihren Körper schrittweise an die andere Nahrung. Denken Sie aber bitte daran, daß die Bekömmlichkeit jeglicher Speisen vom Nahrungsbedarf Ihres Körpers und vom richtigen Essen abhängen. Im übrigen dürfen Sie schlicht darauf vertrauen, daß die Umstellung nicht nur für Ihre Heilung, sondern auch für Ihr späteres Leben eine wesentliche Erfahrung sein wird.

Wenn Sie mit klarer Konsequenz ans Werk gegangen sind und die ersten 3 Wochen überstanden haben, dann ist das scheinbar so Schwere schon Kinderspiel, und weitere 3 Wochen später ist alles bereits zur neuen Gewohnheit geworden, an der man dann ebenso hängt wie an der alten.

2.4 Ernährung ohne tierisches Eiweiß

Immer häufiger erfahre ich von Rheumakranken, daß sie nicht nur auf Fleisch, Wurst oder Fisch reagieren, sondern auch auf Milch, Käse, Eier und auf alle Speisen, die mit ihnen bereitet wurden. Bei einer Umfrageaktion wurde eine Verschlimmerung des Leidens nach Milchprodukten und Ei bei 17% angegeben.

Dahinter kann sich eine Milchallergie verbergen, die sich an den Gelenken auswirkt. Es kann jener Teil einer Verschlackungskrankheit sein, bei dem z.B. erhitztes Milcheiweiß nicht vollständig verdaut, jedoch aus dem Darm aufgenommen und wie ein Fremdeiweiß im Bindegewebe abgelagert wird.

>   **Die Konsequenz heißt: Weglassen, was schadet!**

Eiweiß aus Pflanzen genügt

Kann der Mensch ohne Fleisch, Fisch, Milch, Eier – ohne tierisches Eiweiß – leben?

Ganz gewiß: Ganze Bevölkerungsgruppen pflegen aus ethischen Gründen eine Vegan-Ernährung ihr Leben lang und sind gesund, leistungsfähig und fröhlich.

Die seit Jahrhunderten bekannten Beispiele belegen die Tatsache, daß der Mensch sehr wohl allein von pflanzlicher Nahrung gedeihen kann – nicht anders als Pferde, Rinder, Affen oder Gazellen und die zahlreichen anderen Tiere, die sich ausschließlich von Pflanzen, Früchten und Samen ernähren. Über die Eiweißergänzung zur Vollwertigkeit der Nahrung siehe Seite 46 und 50. Rezepte für die Küche frei von tierischem Eiweiß finden Sie auf Seiten 91–123.

2.5   Essen will gekonnt sein

In unserem Buch „Richtig essen nach dem Fasten" (☞ Literaturverzeichnis Seite 124) finden Sie Anregungen zu einer heilsamen Eßkultur. Hier die wichtigsten Regeln:

Eßkultur

- Der Körper braucht weniger als wir meinen.
- Je vollwertiger die Kost, desto eher sättigt und befriedigt sie.
- Langsam essen, gründlich kauen. Das erst schließt die feinen Geschmackswerte der Vollwertkost auf, bereitet die Nahrung für eine gute Verwertung vor und sie bekommt dann auch. „Gut gekaut ist halb verdaut".
- Essen genießen statt hinunterschlingen.
- Zeit nehmen! Bewußt und gesammelt essen. Zeitung, Fernsehen oder ablenkendes Gespräch haben jetzt Pause.
- Eßplatz vorbereiten: Schön gedeckt, warm, gemütlich.
- Nie nebenbei oder zwischendurch essen; auch die Verdauungsorgane brauchen Pausen. Diese sollen etwa 5 Stunden betragen.
- Trinken in der Nahrungspause!

Im Umgang mit vollwertiger Heilnahrung werden Sie erfahren:
Wenig mit Freude ist weit mehr als Viel in Hast und Gier. Das verlorene Nahrungsmaß, die Sättigungsgrenze und das Gefühl tiefer Befriedigung können bei dieser Gelegenheit wiedergefunden werden.
Jeder Luxuskonsum ist unnötig; wozu auch, wenn er nur schadet?
Nikotin und **Alkohol** sind während einer Ernährungsbehandlung selbstverständlich **verboten**; sie haben da keinen Platz. Wenn Sie gesund geworden sind, läßt sich darüber nachdenken, in welchem Rahmen und in welcher Menge Genußmittel ihren Sinn haben.

Trinken

Kaffee und Schwarztee können in kleinen Mengen zur Anregung nützlich sein.
Zum Durstlöschen verwenden Sie lieber Wasser, Mineralwasser, Kräutertees oder Korn-Kaffee.
Keine Konzessionen! Weder an die eigenen alten Gewohnheiten noch an anderer Leute Meinung – beide können Ihnen nicht helfen.
Genießen Sie dafür anderes: ein gutes Buch, Musik, Theater, Luft, Sonne, Landschaft.

Zur Ernährung gehört die Ausscheidung

Der Darm ist das größte Ausscheidungsorgan, das wir haben. Seine innere Oberfläche ist mit 200 qm hundertmal größer als die äußere Körperoberfläche eines Menschen (2 qm Haut). Entscheidend für den Entgiftungs- und Heilungsvorgang ist die regelmäßige Entleerung des Darmes: beim Fasten mindestens jeden zweiten Tag, im Fieber und während eines entzündlichen Rheumaschubs täglich mindestens einmal durch den uralten und immer wieder bewährten Einlauf. Wie er gemacht wird und auch andere Entleerungshilfen finden Sie in meinem Fastenratgeber. Die richtige Vollwertkost allerdings sollte zu einem regelmäßigen und ausgiebigen Stuhlgang verhelfen.

2.6 Fasten und Ernährung als Schmerzmittel

Stoffwechselkrankheiten sind häufig mit allerlei Schmerzzuständen verbunden; dies erfahren wir als Fastenärzte täglich. Die Patienten nennen es „Rheuma", wir haben viele verschiedene Diagnosen bereit, je nachdem wo der Schmerz sitzt.

In einer Zweijahresstudie haben wir registriert, wie sich diese Schmerzen auf Fasten in der Klinik und Ernährungsumstellung zuhause verhalten.

Von 264 Übergewichtigen mit vielerlei Kopf-, Gelenk- und Weichteilschmerzen wurde schon während des 4-wöchigen Heilverfahrens von den meisten, nämlich 257, eine auffällige Entschmerzung erlebt. 125 Patienten, also die Hälfte, berichteten noch nach 2 Jahren bei einer Nachkontrolle in der Klinik von einer dauerhaften Verminderung ihrer Schmerzbelastung, und sie gehörten zu jenen 50% der Patienten, die ihre Ernährung umgestellt hatten.

Schmerz kann also stoffwechselbedingt sein. Auch in der Schmerzpalette „des Rheumakranken" finden wir diesen Anteil: Niemand allerdings weiß, wieviel Prozent seines Schmerzes ernährungsabhängig sein mag. Auch ein Labor oder ein medizinischer Test kann uns das nicht sagen. Erst die diätetische Entschmerzung läßt eine Aussage über den Grad der individuellen Ernährungsabhängigkeit zu.

3. Fallberichte

Frühzeitig gehandelt

Sabine E., 20 J. alt, in der Ausbildung zur Masseurin und medizinischen Bademeisterin, schreibt in einem Brief:

„Vor 3 Jahren bemerkte ich ein Anschwellen meiner Füße und Beine, später fingen Schmerzen im Großzehengrund- und im Daumensattelgelenk an, so daß der Arzt auf eine Gicht tippte. Die hierfür verordneten Medikamente linderten die Schmerzen, konnten aber nicht verhindern, daß weitere Gelenke anfingen zu schmerzen und steif zu werden.

Meine Freundin Ingrid erzählte mir von Rohkost und Vollwertnahrung. Nach zwei Tagen konsequentem Essen ließen die morgendlichen Schmerzen in den Sprunggelenken nach, und meine Finger ließen sich fast normal bewegen. Jedoch fiel ich bald wieder in meine alten Eßgewohnheiten zurück, und alles begann von neuem. Eine Blutuntersuchung zeigte, daß ich keine Gicht hatte, jedoch eine entzündliche Gelenkerkrankung. Eine genaue Diagnose sei noch nicht möglich, eine Therapie deshalb auch nicht nötig bzw. möglich

Eine Freundin half mir weiter. Sie schenkte mir ein Buch, und ich ernährte mich exakt nach der Anleitung. Es fällt mir leicht, mich ganz anders zu ernähren, da ich spüre, daß es meinem Körper bekommt. Auch ist man nach dem Essen nicht so überfüllt und müde, sondern wach und leistungsfähig.

Nach über 5 Monaten bin ich jetzt in der Lage zu wissen, was mir bekommt und was nicht. Spätestens 7 Stunden, nachdem ich Fleisch oder Wurst gegessen habe oder mich zu einem Eis verführen ließ, fangen meine Gelenkbeschwerden von neuem an. Heute jedoch fühle ich mich gesund und bin stolz, daß ich diesen Sprung geschafft und meine alten Gewohnheiten besiegt habe."

Fasten und Ernährung als Schmerzmittel

Pfarrer R.-E.H. berichtet:

„Meine Polyarthritis begann vor 5 Jahren und wurde in der üblichen Weise medikamentös behandelt: Prednisolon, Voltaren, Goldspritzen. Seit anderthalb Jahren habe ich auf eine frischkostreiche Vollwertnahrung umgestellt – meine Frau und meine Kinder machen mit – und seither brauche ich keine Medikamente mehr. Kürzlich habe ich eine Woche lang gefastet. Erstaunlich: In allen Gelenken war Ruhe, und die sonst übliche Morgensteife war wie weggeblasen. Ich kann wieder kräftiger zupacken. Die neue Kost schmeckt mir, selbst die gekeimten Weizen- oder Roggenkörner, über die ich früher nur gelacht hätte. Auch wenn eine Ausheilung meiner pcP nicht möglich ist, weiß ich doch, daß sie ein brauchbarer Ermahner zu einer vernünftigen Lebensweise auf Dauer sein wird. So kann ich sie positiv aufnehmen."

Frau U.G., 27 Jahre alt, MTA. Diagnose: **Seronegative juvenile chronische Polyarthritis** seit 15 Jahren.
Beginn mit dem 12. Lebensjahr nach einem Schwimmwettkampf mit einem fieberhaften Gelenkrheumatismus. Jährlich monatelange Krankenhausaufenthalte. Goldtherapie, Imurek, Metalcaptase, Azulfidine und später dann Cortison. Synovektomie im rechten Hüftgelenk.
Erste Ernährungsveränderung vor 8 Jahren: Verzicht auf Fleisch und Wurst, seit 2 J. auch auf Zucker, dafür täglich Frischkornmüsli, zweimal im Jahr eine Woche Saft-Fasten, zunehmend mehr Rohkost.
Frau G. fühlt sich seither wohler, kommt mit 5 mg Urbason täglich aus, ist voll arbeitsfähig und hat nur noch selten akute Schmerzschübe.

Gicht seit 8 Jahren

Ein *39jähriger Facharbeiter* hatte ziemlich viel Fleisch und Wurst gegessen, die mit Hilfe von zwei oder drei Schnäpsen verdaut werden mußten. Bier war sein Durstlöscher. Er hatte im Laufe der Jahre nicht nur eine Gelenkgicht, sondern auch eine Gichtniere bekommen und klagte oft über schmerzhafte Ausscheidung von „Nierengrieß" = Harnsäurekristalle. Obwohl er seit Jahren und regelmäßig 300 mg Allopurinol, das bekannteste Gichtmittel, nahm, hatte er laufend sehr schmerzhafte Gichtanfälle in beiden Händen, Füßen und z.T. auch in den Schultergelenken. Später kam es zum Dauerschmerz, der drei Tabletten Voltaren 50 pro Tag nötig machte.
Ernährungsbehandlung in der Klinik: 18 Tage Fasten, anschließend 3 Wochen vegetarische Kost mit hohem Rohkostanteil. Während des Fastens gab es zwei akute Gichtanfälle im linken Großzehballen und im rechten Knie (trotz Weiternahme von Zyloric). Dann aber kommt es zur vollen Entschmerzung und zum möglichen Verzicht auf alle Medikamente. Der Patient kann wieder schlafen, ist glücklich, die ihn seit Jahren existentiell bedrohende Erkrankung überwunden zu haben. Von Seiten des Harnsystems gibt es keine Beschwerden mehr. Die Blutharnsäure hat sich auch nach Absetzen der harnsäuresenkenden Medikation normalisiert.

Der seit 5 Monaten arbeitsunfähige Patient kann als voll arbeitsfähig entlassen werden. Er nimmt sich fest vor, seine Ernährung zuhause und seine Trinkgewohnheiten grundsätzlich zu ändern.

Kommentar

Die durch die Nahrung zuviel aufgenommene Harnsäure lagert sich im ganzen Körper ab, nicht nur in den Gelenken und auch später nicht nur in der Niere. Zu Krankheitserscheinungen kommt es erst nach einer Fehlernährung von 10 oder 20 und mehr Jahren. Dieser Prozeß wird durch jede Art von alkoholischen Getränken gefördert; sie erschweren die Harnsäureausscheidung.

Daß sich Harnsäure auch in der Haut, im Bindegewebe und in der Muskulatur ablagert, war bei diesem Mann besonders eindrucksvoll zu erleben: Bei Injektionen von Schmerzmitteln verursachte die Nadel ein knirschendes Geräusch in den oberflächlichen und tiefen Gewebsschichten. Ein Zeichen dafür, daß dort Harnsäureeinkrustationen auch außerhalb der Gelenke abgelagert sind.

Beispiel einer Mehrfacherkrankung

Frau D. Pf. ist 52 J. alt, frühzeitig berentet, jetzt Hausfrau. Sie berichtet:
„Es ist mir ein Bedürfnis, nach fast 22 Jahren schwerer Erkrankung an pcP (progredient chronische Polyarthritis) meine Erfahrungen mitzuteilen. Damals habe ich über Nacht meinen ersten fürchterlichen rheumatischen Schub erhalten: Von den Zehen bis zum Kopf blieb fast kein Gelenk verschont; ich war bewegungsunfähig und hätte vor Schmerzen schreien können. Die darauf folgenden Jahre verbrachte ich – überwiegend ans Bett gefesselt – zuhause oder in Krankenhäusern. Die qualvollen Akutschübe wollten kein Ende nehmen. Die Ärzte versuchten alles Erdenkliche, jedoch ohne anhaltenden Erfolg.

Ein Jahrzehnt später kam ein hoher Blutdruck hinzu, nach weiteren 10 Jahren eine Herzmuskelentzündung, Sehnenscheiden- und Nervenentzündung und kurz darauf eine Augenentzündungen (Iritis), die sich fast jährlich wiederholten und mit Gelenkschüben einhergingen. Ich bekam damals viel Cortison: 240 mg, dann absteigend 120, 80, 40 mg pro Tag. Immer mehr Medikamente mußte ich einnehmen, bis mein Magen streikte; ich konnte nur noch Breikost zu mir nehmen. Mein Leben wurde zur Qual. Nicht nur ich, auch meine Familie waren oft verzweifelt.

Erste Hoffnung habe ich erst wieder nach einem Vortrag entwickelt. Als Mitglied der Deutschen Rheumaliga bekam ich eine Einladung zu einer

Veranstaltung: „Rheuma und Gicht, Selbstbehandlung durch Ernährung";
die von der AOK organisiert war. Mein Mann fuhr mich da hin. Spontan
entschlossen wir uns, unsere Ernährung auf tierisch-eiweißfreie Vollwertkost umzustellen. Mein Mann besorgte mir Bücher, eine Getreidemühle
und ein Keimgerät; er stand mir tapfer zur Seite. In den folgenden Monaten
aß ich nur noch Frisch- bzw. Rohkost. Wegen der Medikamente konnte ich
vieles nicht vertragen und hatte Blähungen. Das Durchhalten fiel mir
schwer; mein Mann bestärkte mich jedoch durchzuhalten.
Zunächst regelte sich meine Verdauung; ich war seit Jahren verstopft. Ich
verlor 15 kg an Übergewicht innerhalb eines halben Jahres. Mein hoher
Blutdruck, meist 200/100 mmHg, sank fast auf Normalwerte. Die rheumatischen Schübe kamen in größeren Abständen und nicht mehr mit voller
Wucht; es entzündeten sich nur die Gelenke, welche ich überanstrengt
hatte. Die oft heftigen Migräneanfälle sind verschwunden. Ich brauchte viel
weniger Medikamente und kann auf Cortison verzichten. Ich hatte mehr
erreicht, als ich zu hoffen wagte.
Zurückgeblieben sind Deformationen an beiden Vorderfüßen und den
Fingern der linken Hand sowie eine schmerzhafte Osteoporose der
Wirbelsäule und ein Herzfehler mit wiederkehrenden Rhythmusstörungen.
Ich weiß, daß ich das hinnehmen muß. Jedenfalls habe ich meine
Lebensfreude wiedergewonnen, kann kleine Spaziergänge machen und
leichte Hausarbeiten bewältigen. Meine Interessen und Lebensansichten
änderten sich. Das Leben ist wieder lebenswert."

Kommentar
Die Verträglichkeit von Rohkost kann in der Umstellungsphase Schwierig-
keiten bereiten. Gehen Sie so vor: Frischkornschrotbrei von Seite ??? als
Grundlage, zunächst reifes Obst hinzugeben, später statt Obst kleine
Mengen feingehacktes Rohgemüse; dessen Menge wird langsam gesteigert.
Blattsalate als Vorspeise.
Alle sechs Erkrankungen dieser Frau waren ernährungsabhängig!

Seropositive chronische Polyarthritis und Asthma bronchiale

Frau W.B., 52, Postbeamtin, Allergieneigung in der Familie. Schon als Kind
hatte die Patientin ein Ekzem und war sehr anfällig gegenüber Erkältungen.
Seit dem 25. Lebensjahr Polyarthritis mit schleichendem Beginn, ab
35. Lebensjahr Heuschnupfen, Kieferhöhlenentzündungen und schließlich
Asthma bronchiale.

Das erste Fasten von 21 Tagen in einer Fastenklinik zeigte sehr guten Erfolg: Die Gelenke waren beschwerdefrei. Danach für anderthalb Jahre frischkostreiche Vollwertnahrung ohne tierisches Eiweiß. Frau B. war 5 Jahre lang frei von Gelenkschmerzen und frei von rheumatischen Schüben.

„8 Jahre nach meinem ersten Fasten war ich wegen lebensbedrohlichen Asthmas in Krankenhausbehandlung."

Ein Jahr später erfolgte eine radikale Zahnsanierung, anschließend zweimal Ernährungstherapie in einer Fachklinik mit guten Ergebnissen im Hinblick auf Rheuma und Asthma. Die strenge Ernährung zuhause kann nicht eingehalten werden, deshalb erneute Verschlechterung beider Krankheiten und deshalb langzeitig Decortin, Azulfidine und Voltaren.

6 Wochen Fachklinik für ernährungsabhängige Krankheiten. Ein schweres Dauerasthma zwingt zunächst zur Erhöhung der Decortindosis. Mit 24 Tagen strenger Frischkost ohne tier. Eiweiß und Bettruhe kann der „Status Asthmaticus" beendet und die Decortindosis von 30 mg schrittweise auf 5 mg vermindert werden. Parallel zur Entschmerzung aller Gelenke kann auch auf Azulfidine und Voltaren verzichten werden. Mit erweiterter Frischkost (1200 Kcal. – weiterhin ohne tierisches Eiweiß) kann die Patientin ihren Bewegungsraum so erweitern, daß sie schließlich 3 Stunden im bergigen Gelände ohne Atemnot und ohne Gelenkbeschwerden gehen kann. Seit Wochen kann sie wieder schlafen. Die von der Patientin beklagte Wesensveränderung mit depressivem Charakter weicht einer erstaunlichen Lebendigkeit und geistigen Aktivität.

Kommentar

Sowohl das Asthma als auch die Gelenkerkrankung ist bei dieser erheblich durch Allergieneigung belasteten Frau ernährungsabhängig. Sie hat erfahren, daß es nicht nur Fleisch und Wurst, sondern auch Milchprodukte und Zucker sind, die zu einer Verschlimmerung führen.

Die schrittweise Ernährungsumstellung zuhause war das Wesentliche. In schwerer Krankheit half nur die einschneidende und kompromißlose Ernährungsbehandlung in der Fachklinik in der Hand diäterfahrener Ärzte.

Die Kunst des Küchenteams und die praktischen Tips aus der Lehrküche ermöglichten der Patientin, dann zuhause mit neuen Ideen und neuem Mut ihr Gesundheitsschicksal wieder selbst in die Hand zu nehmen.

Einfluß seelischer Probleme

Oft ist es schwer, den Anteil der Ernährungsabhängigkeit von anderen Auslösern einer Polyarthritis zu unterscheiden. Daß auch seelische Probleme das Leiden verschlimmern können, möge der folgende Fall zeigen: *Frau E.W., 52,* Hausfrau. Seit 17 Jahren besteht eine progredient chronische Polyarthritis; langsam sich verschlimmernder Verlauf in halbjährlichen Schüben. Vor 2 Jahren fast rollstuhlreif.

Damals habe sie ihre Ernährung auf Vollwertkost umgestellt; sie esse kaum tierisches Eiweiß, nur wenig Weichkäse, wenig Sahne und Butter. Dreimal kurzes Fasten zuhause brachte jeweils eine prompte und deutliche Besserung; die Ernährungsumstellung insgesamt habe sie soweit wieder hergestellt, daß sie in diesem Sommer eine dreiwöchige Fahrradtour unternehmen konnte.

Also doch allein ernährungsabhängiges Rheuma? Frau W. beobachtete genau: Dem ersten Schub vor 17 Jahren sei eine Ehekrise vorangegangen, auch dem ersten Schub nach vier beschwerdefreien Jahren. Sie habe sich von ihrem Mann nicht anerkannt, aber sehr abhängig gefühlt.

Während eines 19-tägigem Fastens in der Klinik kam es zunächst zur Besserung des Allgemeinbefindens und der Gelenkbeschwerden, kurz vor der Abreise aber zu einem akuten rheumatischen Schub in den Fingergrundgelenken – wieder in Zusammenhang mit neu aufgebrochenen, schweren Belastungen ihrer Ehe.

Also nicht ernährungsabhängig? Doch, nur nicht allein.

Arthrosen/Spondylosen

Unter diesen Begriffen versteht man degenerative Veränderungen der Gelenke und der Wirbelsäule. Man nennt sie „Verschleißerscheinungen", obwohl sie in unserer Zeit recht häufig gerade bei den Menschen auftreten, die gar keine schwere Arbeit hatten, wohl aber eine Über- und Fehlernährung.

Daß sie auch ernährungsabhängig sind, zeigt unsere Umfrage in „mobil". Dort antworteten 50% der Arthrosekranken, daß sie eine Verbesserung ihres Leidens durch eine Ernährungsumstellung erlebten. Selbst in höherem Alter ist das noch möglich, wie wir durch Briefe erfahren.

Eine 66jährige Dame schreibt 7 Jahre nach ihrem ersten Fasten von 14 Tagen und 10 Tage vegetarischer Kost in der Klinik:

„Ich habe keine Rheumabeschwerden mehr, wenn ich mich an die Rheumadiät halte. Nur wenn ich nachlässig werde, stellen sich Beschwerden ein, die dann durch Fasten und Ernährungsumstellung zu beseitigen sind. Ich faste im Jahr zwei- bis dreimal je fünf Tage und bleibe bei meiner Rheumadiät. Schwimmen, Wandern, Radfahren und Atemübungen pflege ich regelmäßig. So bleibe ich beschwerdefrei."

Und eine 70jährige schreibt ein halbes Jahr nach einer ambulanten Fastenwoche mit Ernährungsberatung. „Noch immer habe ich die vollkommene Schmerzfreiheit und Beweglichkeit in meinen Handgelenken. Ich hatte mich schon so an den mißlichen Zustand gewöhnt, daß ich mir eingeredet hatte, ich müßte halt damit leben, es wäre halt mein Schicksal. Sie (die Fastenleiterin) haben mir einen Weg gezeigt, wie man auch als älterer Mensch auf ganz natürliche Weise sich eine bessere Lebensqualität selbst schaffen kann. Daß dies allein durch 5 Tage Fasten und eine rohkostreiche Vollwert-Ernährung möglich war, empfinde ich immer noch als Wunder. Ich danke Ihnen, daß Sie mir geholfen haben, mein Leben zum Positiven zu verändern."

Kommentar

Die röntgenologisch sichtbaren Veränderungen an den Gelenken kann man durch Ernährungsbehandlung nicht ändern. Eine Arthrose ist also nicht „heilbar", d.h. man kann sie nicht ungeschehen machen.

Man kann aber den ernährungsabhängigen Schmerzanteil verändern. Der Arthrosenschmerz entsteht nicht nur im Gelenk, sondern auch an der Gelenkkapsel, in den verkrampften Muskeln rings um das Gelenk und sogar aus Ablagerungen in der Haut und im Bindegewebe in Gelenknähe.

Morbus Reiter

Drei Fälle von Morbus Reiter – eine Kombination von Gelenkrheumatismus mit Entzündung der Iris am Auge und der Harnröhrenschleimhaut – zeigen, daß sowohl die Ernährungsumstellung zuhause wie auch die eingreifende Fastentherapie in der Klinik gemeinsam notwendig sind, Erstaunliches zu leisten.

Fall 1

48jähriger Franzose, von Beruf Diamanthändler, war bis zum 38. Lebensjahr gesund. Nach einer Indienreise bekam er fast gleichzeitig alle drei Erscheinungen eines Morbus Reiter in sehr heftiger Form. Innerhalb von 2 Jahren war er an den Rollstuhl gefesselt und benötigte zwei Krankenschwestern zur Versorgung. Die Herdbelastung wurde durch Mandeloperation und Entfernung schlechter Zähne genommen. Medikamentös erhielt

der Patient Cortison, Antibiotika, Imurek u. a. Zwei Jahre nach Erkrankungs-
beginn, erlebt der Patient eine erste Besserung mit Hay'scher Trennkost. Vier
Jahre später stellte er seine Ernährung um auf Schnitzer-Intensivkost und
Makrobiotik: keine Eier, keine Milchprodukte, weder Fleisch noch Wurst,
kein Rotwein. Damit erreicht er eine Besserung, die es ihm erlaubt, auf
Medikamente zu verzichten. Er kann fast wieder gehen und auch seinen
Beruf ausüben. Im ersten Jahr seiner Ernährungsumstellung fastete er
11 Tage in der Klinik und bekommt anschließend eine erweiterte Frisch-
kost. Dies ermöglicht ihm, zweistündige Wanderungen im hügeligen
Gelände und in zügigem Tempo mitzumachen.
Drei Jahre später erhalten wir die Nachricht, daß es ihm nun mehr als
3 Jahre weiterhin gut gehe. Beschwerden allerdings können durch Essen
von Fleisch, Käse und Trinken von Rotwein ausgelöst werden.
Abschließendes Urteil dieses Patienten: „Die Ernährungsumstellung hat
mich gerettet."

Fall 2

Ein *50jähriger Schreiner,* W. Gr., leidet seit dem 20. Lebensjahr unter
Entzündungen der Harnröhre, der Augen und der Kieferhöhlen. Er ist
übergewichtig und – wie andere Familienangehörige auch – zuckerkrank.
Im 43. Lebensjahr bekommt er eine schwere Polyarthritis rheumatica und
wird mit den üblichen Rheumamitteln behandelt: Glucocorticoide, Anti-
biotika, Amuno, Voltaren u. a. Nach einjähriger Arbeitsunfähigkeit wird bei
dem 43jährigen die Berentung geplant.
Die Ernährungsumstellung auf eigene Faust mit Verzicht auf tierisches
Eiweiß bringt eine erste Besserung der Gelenkschmerzen. Die komplette
Ausheilung erfolgt nach zweimaligem Fasten von 24 und 21 Tagen in der
Klinik sowie die konsequente Umstellung auf eine frischkostreiche, fleisch-
freie und mit ausreichend pflanzlichem Eiweiß optimierte Vollwertkost auf
Dauer. Seit 7 Jahren ist der Patient beschwerdefrei, voll arbeitsfähig, der
Diabetes mit einem Gewichtsverlust von 90 auf 68 kg behoben.
Der „Patient" empfindet sich als Gesunder und arbeitet uneingeschränkt
wieder als Schreiner. Er weiß – und dies ist ihm eher Freude als Last – daß er
ein Leben lang bei der heilsamen Ernährung bleiben muß.

Fall 3

Die *45jährige Krankenschwester* M.M. ist normalgewichtig. Seit Jugend hat
sie häufig Mandel- und Kieferhöhlenentzündungen, seit dem 18. Lebensjahr eine chronische Polyarthritis. Als immer wieder Harnröhrenentzün-
dungen hinzukommen, wird die Diagnose Morbus Reiter im 28. Lebensjahr

gestellt; Augenentzündungen treten erst im 30.–35. Lebensjahr hinzu. Auch der Herzmuskel und das weiche Bindegewebe sind von der rheumatischen Allgemeinerkrankung betroffen; Diagnosen: Weichteilrheumatismus, schmerzhafte Lymphstauung der Beine.

Der Beruf als Krankenschwester muß aufgegeben werden, der Dreipersonen-Haushalt wird nicht mehr bewältigt. Gehstrecke 50 Meter mit Klappstühlchen. Die Patientin berichtet selbst (veröffentlicht in „mobil" 6) „Allein wieviel qualvolle Jahre vergingen, bis die Krankheit als „Morbus Reiter" diagnostiziert wurde. Von ärztlicher Seite wurde alles Erdenkliche getan, leider ist mir dabei keine Hilfe zuteil geworden. Monatelange Klinikaufenthalte, Behandlung mit Antibiotika, Antirheumatika, Cortison und Psychopharmaka trieben mich in eine immer tiefere Sackgasse. Als hoffnungsloser Fall wurde ich entlassen."

Eine bestehende Verstopfung wird durch mehr Ballaststoffe behoben. 9 Jahre später bessert sich die Verträglichkeit der Nahrung durch Hay'sche Trennkost (eine Art Vollwert-Ernährung, bei der Eiweiße und Kohlenhydrate nicht zusammen, sondern getrennt gegessen werden). Nach weiteren 6 Jahren gelingt eine Besserung des Allgemeinzustandes durch Umstellung der Ernährung auf Vollwertkost nach Bruker, aber noch keine entscheidende Wendung des Leidens.

Ein Jahr später befindet sich Frau M. in unserer Fachklinik für ernährungsabhängige Krankheiten. Erstes Fasten von 31 Tagen, anschließend 11 Tage erweiterte Frischkost, zusätzlich klassische Naturheilverfahren in milder Form und steigender Dosierung. Als besonders wichtig erweist sich die regelmäßige Entleerung des Darmes von übelriechendem Kot durch Einläufe.

Erste Besserung nach 17 Fastentagen; langsamer Verzicht auf Schmerzmittel; die Gehstrecke kann auf einen Kilometer ohne Absitzen auf dem Stühlchen erweitert werden. Die entscheidende Wende des Leidens geschieht zwischen dem 20. und 31. Fastentag. Die ungewöhnlich druckempfindliche Haut ist entstaut und nahezu schmerzfrei. Auch die tieferen Gewebsschichten wie Bindegewebe, Muskulatur und Gelenkkapseln entschmerzen. Die Patientin gewinnt mit Hilfe der Krankengymnastin an Bewegungsraum. Die hohe Klopfschmerzhaftigkeit und Steifigkeit der Wirbelsäule ist zu etwa 50% gelöst. Die Patientin kann wieder schlafen und seit 17 Jahren wieder Sonne und kaltes Wasser vertragen. Sie ist überglücklich und geht mit ihrem Mann sogar tanzen. Vergessen sind alltägliche Qual, oft genug Verzweiflung, die Abhängigkeit von Tranquilizern und Schmerzmitteln.

Ein Jahr lang hält Frau M. die frischkostreiche, laktovegetabile Vollwertkost ein, hat Zucker, Fleisch und Wurst von ihrem Speisezettel gestrichen. Ein erneuter Schub mit Iritis, Glaskörpertrübung, Gelenkschmerzen und Erhöhung der Blutsenkung von etwa 8 Wochen Dauer lehren sie zwei Dinge. Fasten und Einläufe allein vermögen den Schub zu mildern oder zu beenden. Auf Cortison kann verzichtet werden.

Vertiefte Ernährungserfahrung: Ein Juckreiz der Haut und anschließend entzündliche Schübe an den Gelenken werden ausgelöst durch Camembert, Wurst, Ei, Milch, erhitzte Fette, Erdnüsse und Kuchen.

Jetzt ist die Patientin motiviert zu einer tierisch-eiweißfreien, sehr rohkostreichen Ernährung mit hohem Frischkostanteil. Auch Butter und Sahne werden weggelassen – ähnlich einer strengen Vegankost.

In einem zweiten stationären Aufenthalt von 6 Wochen fastet die Patientin 28 Tage und bekommt dann für 11 Tage erweiterte Frischkost ohne tierisches Eiweiß. Sie erlebt während des Fastens zwei leichte fieberhafte Schmerzschübe in den Gelenken, der Wirbelsäule und in der Rückenmuskulatur. Über diese Fastenkrisen hinweg kommt es zur fortschreitenden Entschmerzung des ganzen Körpers. Frau M. kann jetzt 2 Kilometer gehen, beginnt zu Joggen und spielt 5–10 Min. Tischtennis (beides seit 17 Jahren undenkbar!).

Sie urteilt abschließend: „Mein Leben ist wieder lebenswert! Der Weg über langes Fasten und Ernährungsumstellung auf tierisch-eiweißfreie Vollwertkost verlangt zwar Konsequenz und Disziplin; es war aber der einzige Weg, der mir wirklich geholfen hat."

Nach sieben Jahren: „Ich bin praktisch gesund, solange ich bei meiner Heilnahrung – streng ohne tierisches Eiweiß – bleibe und für die gute Entleerung meines Darms sorge. Meinen großen Haushalt habe ich voll übernommen, habe öfters Gäste und gebe wieder Sprachkurse."

Frau Marlis Madani hat inzwischen ein Buch geschrieben: „Meine erfolgreiche Rheumadiät" (☞ Literaturverzeichnis Seite 124), in dem sie ihren Weg der Gesundung und eine Fülle von bewährten Rezepten veröffentlicht.

Dreifacherkrankung

Eine Dreifacherkrankung läßt sich mit Fasten und Vollwert-Ernährung behandeln. *Frau M. von P., 66 J.* alt, leidet unter einer **Gicht**disposition der Familie. Gichtanfälle können durch Allopurinol verhindert werden.

Eine **Colitis ulcerosa** wird durch 18 Fastentage und Verzicht auf Zucker und gehärtete Fette dauerhaft ausgeheilt. 2 Jahre später bekommt die Patientin eine **Polyarthritis** in nahezu allen Gelenken mit einer Morgensteifigkeit von anderthalb Stunden. Antirheumatika werden vom Gastroenterologen wegen der durchgemachten Colitis verboten. Die Patientin kann sich kaum aus dem Stuhl erheben, sie geht mühsam am Stock, kann sich kaum aus- und anziehen, geschweige denn den Haushalt versorgen. Sie quält sich schlaflos durch die Nacht.

In der Klinik bekommt sie 25 Tage reine Rohkost, später angereichert mit Kornprodukten und Kartoffeln.

Der Schmerzzustand konnte um 50% bei gleicher Dosis an Dolviran gebessert werden. Die Patientin entschließt sich zur Ernährungsveränderung.

7 Monate später berichtet sie telefonisch: „Ich kann alles heben, sogar Koffer tragen, bin morgens nicht mehr steif, brauche keinen Stock mehr, kann sogar Treppen steigen und wieder Auto fahren". Schmerzmittel werden seit 6 Monaten nicht mehr gebraucht, ungestörter Schlaf. Der Haushalt wird wieder übernommen.

Ihre jahrelange Erfahrung mit Ernährung: „Nach Hummer und Wein bekomme ich einen Gichtanfall. Einen Käsetoast und Zucker darf ich meinem Darm nicht mehr zumuten. Nach Fleisch, Wurst oder Schokolade bekomme ich Gelenkschmerzen. Wo ich doch für mein Leben gern Schokolade esse!!" Bereits nach einem Stück Schokolade habe die Patientin so heftige Schmerzen in der darauffolgenden Nacht gehabt, daß sie sich schwor: „Nie wieder Schokolade!"

4. Rezepte – Rohkost

4.1 Einleitung

Jeder Koch- und Backprozeß verändert die Nahrung. Viele Lebensstoffe gehen leider dabei zugrunde. Eine gekochte Pflanze enthält weit weniger Vitamine als eine rohe und fast keine aktiven Fermente mehr. Rohe Pflanzenkost ist deshalb „lebendiger" und wirksamer als gekochte. Sie nährt nicht nur, sondern sie heilt. Auch Honig und Milch verlieren zum Teil ihren Wert, wenn sie erhitzt werden. Rohkostkuren sind berühmt geworden. Statt Rohkost sagt man auch Frischkost.

Tagesplan

Für die Rohkost oder für Rohkosttage (Entlastungstage)	
Früh	Müsli/Frischkornbrei
Vormittags	Trinken (☞ Seite 39)
Mittags	große Rohkostplatte; Milchmixgetränk, Fruchtjoghurt, Nuß-milch oder Fruchtquark
Nachmittags	Trinken (☞ Seite 39)
Abends	große Rohkostplatte oder Obstsalat mit Nüssen. Später: Abendtee.

Grundregel für die Herstellung einer Rohkostplatte (☞ Seite 44). Sie sollte nach Möglichkeit alle wichtigen Pflanzenteile enthalten:

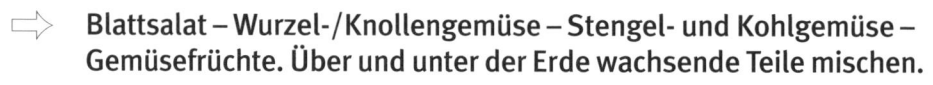 **Blattsalat – Wurzel-/Knollengemüse – Stengel- und Kohlgemüse – Gemüsefrüchte. Über und unter der Erde wachsende Teile mischen.**

Wer weniger die Vielfalt einer Rohkostplatte als die Einfachheit eines einzelnen Rohanteils liebt, vergrößert entsprechend die Einzelmenge, wechselt aber von Mahlzeit zu Mahlzeit die Art des Rohgemüses.

Zu jedem Rohsalat gehört idealerweise eine bestimmte Salatsoße und einige Zutaten (☞ Seite 42). Welche Soßen zu welchen Gemüsen am besten passen, finden Sie auf Seite 40. Trotzdem bleibt Ihrem persönlichen Geschmack überlassen, welche Kombination Sie lieben.

Wer es sich ganz einfach machen will, kommt auch mit zwei Salatsoßen für alle Rohkosten aus. Wer Freude daran hat, Salate und Gemüse ganz unangemacht zu genießen, sollte das tun.

Wichtig sind allein wenige Regeln für Rohkost/Frischkost:

- Möglichst aus biologischem Anbau oder dem eigenen Garten.
- Frisch bereitet und frisch auf den Tisch.
- Kaum Salz – aber gut gewürzt.
- Sehr gut kauen! Sonst kann es Blähungen geben. Rohkostmahlzeiten brauchen erfahrungsgemäß die doppelte Zeit.
- Mit kleinen Mengen beginnen, je nach Verträglichkeit steigern.
- Trinken: *außerhalb* der Mahlzeit.
- Bei schlechtem Gebiß und empfindlichem Magen/Darm: Rohkost klein schneiden oder fein zerhacken. Auch mit Rohsäften gelingt ein Einstieg in die Rohkostbehandlung.

4.2 Entlastungstage für Übergewichtige

Schon jetzt planen! In Ihren Kalender eintragen: z.B. jeden Montag oder jeden Freitag – vielleicht sogar an 2 Tagen in der Woche. Wählen Sie das, was Ihnen schmeckt und was Sie wirklich durchführen können.

Reistag	
Morgens	1 Apfel oder 1 Grapefruit, für mittags und abends 100 g Reis, am besten Naturreis, in 200 g Wasser ohne Salz dünsten.
Mittags	die Hälfte des Reises mit 2 gedünsteten Tomaten, gewürzt mit Kräutern.
Abends	die zweite Hälfte als Reis-Obst-Salat oder mit Apfelmus (ohne Zucker).

Obsttag

3 Pfund Obst verschiedener Art, auf 3 Mahlzeiten verteilen. Gut kauen!

Rohkosttag

Morgens	Obst, Obstsalat oder kleines Birchermüsli mit hohem Obstanteil.
Mittags	Rohkostplatte (+ 1 Schalenkartoffel): Blattsalate, geraspelte Wurzelgemüse, Sauerkraut – mit Öl, Zitrone und Gewürzen, nicht Mayonnaise.
Abends	kleine Rohkostplatte mit einigen Nüssen und Rosinen. Gut kauen!

Safttag

1 L Obst- oder Gemüsesaft mit ½ Ltr. Wasser oder Mineralwasser vermischen, auf 5 Mahlzeiten aufteilen.

Milchtag – nicht bei tierisch eiweißfreier Kost

1 Ltr. Milch oder 1 Ltr. Buttermilch. Evtl. „würzen" mit Fruchtsaft – in 5 Portionen aufteilen. **Andere Form:** 5mal Joghurt oder Dickmilch (mit Sanddorn ungesüßt).

Kartoffeltag

Morgens	1 Stück Obst.
Mittags	300 g Kartoffeln in der Schale, gewürzt mit Kümmel und Majoran, ohne Salz, mit 2 Tomaten, 1 Gurke oder Blattsalat. Evtl. 50 g Hüttenkäse.
Abends	300 g Backkartoffeln (ohne Fett) mit 2 frischen Tomaten, geschnitten mit Zwiebeln. Evtl. 50 g Magerquark.

Tip: Ohne Zitrusfrüchte – statt Grapefruit, Banane und statt Zitrone Obstessig verwenden.

Sauerkrauttag

1 kg Sauerkraut ohne Salz (Reformhaus), in 3 Portionen geteilt, angemacht mit etwas Öl und Zwiebeln oder Wacholderbeeren.

Getränke – für alle Diättage

Reichlich trinken!	Kräutertee (Hagebutte, Malve, Kamille, Früchte, Fenchel, Lindenblüten), Korn- oder Malzkaffee, Wasser, Mineralwasser. Besonders empfiehlt sich Frischtee aus dem Garten: Zitronenmelisse, Pfefferminze, Salbei, Thymian, Brennessel, Birkenblättern.

Tip: Korn- oder Malzkaffee enthalten Gluten.

4.3 Rohkostrezepte

Blattsalate

Salate	Soße Nr.	Gewürze/Kräuter	Zusätze
Kopfsalat	1	Schnittlauch, Petersilie, Kerbel	
Eissalat	1	Knoblauch	
Feldsalat	1	Kerbel	
Endivien	1	Kresse	
Radicchio	1		
Chicorée	5	geriebener Meerrettich	

Wurzel- und Knollengemüse

Salate	Soße Nr.	Gewürze/Kräuter	Zusätze
Rettich	1 oder 2	Schnittlauch, Zwiebel	
Karotten	3		geriebene Äpfel, Friate
Rote Beete	2 oder 3	geriebener Meerrettich	geriebene Äpfel, Orangensaft, Friate
Sellerie	3	Zitrone	geriebene Äpfel, gehackte Nüsse
Schwarzwurzeln	4		Kokosflocken
Spargel	5		
Fenchel	3	Estragon, Meerrettich	Äpfelwürfel, Honig, gehackte Nüsse

Stengel- und Kohlgemüse

Salate	Soße Nr.	Gewürze/Kräuter	Zusätze
Blumenkohl	3	Majoran, Basilikum	Friate
Kohlrabi	2 oder 3	Curry	Banane geschlagen
Rotkraut	1	Prise Zimt	geriebene Äpfel, Honig
Weißkraut	1	Kümmel, Pfeffer	geriebene Äpfel, Orangen- oder Ananaswürfel
Sauerkraut	1		Apfelwürfel, Orangensaft
Englischer Sellerie	3	Estragon	
Rosenkohl	1	Liebstöckel, Bohnenkraut, Thymian, Kümmel	

Gemüse und Früchte

Salate	Soße Nr.	Gewürze/Kräuter	Zusätze
Zucchetti	1 oder 2	Dill, Basilikum, Knoblauch, Oregano	
Tomaten	1	Schnittlauch, Salatgewürz	
Champignons	5	Senf, Dill	
Gurken	3	Pfeffer	
Paprika	1		

4.4 Salatsoßen – für 1 Person

Nr. 1 Essig-Ölsoße – ohne tierisches Eiweiß		
1 EL	Sonnenblumen- oder Distelöl kaltgeschlagen	*Zubereitung:* Alle Zutaten zusammenmischen.
1 TL	Obstessig oder Zitronensaft	
1 TL	Zwiebelwürfel	
1 Prise	Knoblauch	
½ TL	Senf	
1 Prise	Salz	
1 TL	frische/tiefgekühlte Kräuter oder Salatgewürz nach Geschmack	
	Honig oder Friate nach Geschmack	

Nr. 2 Joghurt-Kräutersoße		
2 EL	Joghurt oder saure Sahne oder Dickmilch	*Zubereitung:* Alle Zutaten zusammenmischen.
1 TL	Sonnenblumenöl, kaltgeschlagen	
1 TL	Zitronensaft oder Obstessig	
1 TL	Zwiebelwürfel	
1 Prise	Knoblauch	
1 TL	frische oder tiefgekühlte Kräuter	
1 Prise	Salz	

Tip: Bei tierisch eiweißfreier Kost statt Joghurt Avocado verwenden.

Nr. 3   Kräuterrahmsoße – ohne tierisches Eiweiß

2 EL	süßer Rahm	*Zubereitung:*
1 TL	saure Sahne	Alle Zutaten zusammenmischen.
1 TL	Zitronensaft oder Obstessig	
1 TL	frische/tiefgekühlte Kräuter-mischung	
1 Prise	Salz	
1 Prise	Pfeffer	
	Friate	

Nr. 4   Nuß-Rahm-Soße – ohne tierisches Eiweiß

2 EL	saure Sahne oder Dickmilch	*Zubereitung:*
1 TL	Zitronensaft oder Obstessig	Alle Zutaten zusammenmischen.
1 EL	Nußmus oder geriebene Nüsse	
1 Prise	Kräutersalz	

Nr. 5   Cocktail-Soße – ohne tierisches Eiweiß

1 EL	Zwiebelwürfel	*Zubereitung:*
1 EL	Obstessig	Zwiebelwürfel in Öl andünsten, mit Rotwein ablöschen, Tomatenmark zugeben und zur Hälfte einkochen.
3 EL	Rotwein	
1 TL	Olivenöl	Auskühlen lassen, saure Sahne zugeben.
3 EL	saure Sahne	Mit Essig und Pfeffer und Salatgewürzen abschmecken.
1 TL	Tomatenmark oder Ketchup	
1 Prise	Pfeffer	
1 Prise	Salatgewürz	
	Essig nach Geschmack	

4.5 Rohkostplatten

Die besten Kombinationsmöglichkeiten		
Kopfsalat	Karotten	Stangensellerie
Endivien	Rettich	Zuchetti
Ackersalat	Sellerie	Sauerkraut
Eissalat	Gurke	Tomate
Chinakohl	Randen (Rote Beete)	Sauerkraut
Radicchio	Gurke	Tomate
Spinat	Blumenkohl	Aubergine
Löwenzahn	Rotkraut	Blumenkohl
Kresse	Spargel	Chicorée
Kopfsalat	Rote Beete	Fenchel
Kopfsalat	Rettich	Wirsing
Kopfsalat	Schwarzwurzeln	Kresse
Eissalat	Paprika	Rosenkohl
Kopfsalat	Kohlrabi	Gurken
Endiviensalat	Karotten	Champignon
Ackersalat	Radicchio	Paprika
Ackersalat	Tomaten	Weißkraut
Kopfsalat	Sellerie	Tomate
Kopfsalat	Rote Beete	Rosenkohl
Kopfsalat	Fenchel	Tomate
Kopfsalat	Karotte	Paprika
Kopfsalat	Gurken	Kresse
Eissalat	Radieschen	Tomaten
Eissalat	Rettich	Tomaten
Chinakohl	Blumenkohl	Spinat
Radicchio	Schwarzwurzeln	Kresse
Löwenzahn	Schwarzwurzeln	Rotkraut
Kopfsalat	Rettich	Kresse

Salate aus gekeimtem Weizen, Roggen, Hafer, Gerste, Soja, Linsen und Samen reichern den Speiseplan vorteilhaft an. Das Auskeimen erfolgt am einfachsten im Keimapparat (Biosnacky). Anweisung beachten.

5. Rezepte – Heilnahrung

5.1 Einleitung

Auf den folgenden Seiten finden Sie sieben Frühstücksideen. Sie werden in der 2. Woche nach Geschmack und Belieben variiert.

Die Tagespläne für Mittag und Abend finden Sie auf den Seiten 59 und 61 bzw. 93 und 95 (ohne tierisches Eiweiß).

Sie sind ebenfalls nur Vorschläge. Jedes Gericht kann gegen ein anderes ausgetauscht werden. Wichtig ist nur, daß folgende Grundregel stimmt:

> **Rohkostplatte – warme oder kalte Beilage – Nachtisch**

1200 Kcal. bei Übergewicht

Der Kaloriengehalt beträgt 1200 Kcal. = 5000 Joule pro Tag.

Dies entspricht einer Reduktionskost für *Übergewichtige*. Auch wer nur wenige Kilogramm Übergewicht hat, sollte diese kalorienreduzierte Heilnahrung bevorzugen. Sie wissen ja inzwischen: Entschlackung und Entgiftung erreichen wir nur durch Abbau von überflüssiger Körpersubstanz.

Bei Untergewicht mehr

Alle *Normal-* oder *Untergewichtigen* bessern die vorgeschlagene Heilnahrung kalorisch durch folgende *Zusätze* auf:

- Butter oder Pflanzenmargarine zum Frühstück verwenden.
- Etwas mehr Vollkornbrot und Brotaufstrich essen.
- Die Warmspeise mittags oder abends erweitern.
- Zur Rohkost etwas mehr Öl oder Sahne verwenden.
- Gerichte mit Weizenkeimen überstreuen (2 x 1 EL täglich).

Es ist nicht wichtig, ob Sie damit 2000 oder 2500 Kalorien erreichen. Entscheidend ist, daß Sie damit satt werden, die Nahrungsmenge ohne nachfolgendes Völlegefühl verdauen und Ihr Gewicht halten.

Die Rezepte sind so zusammengestellt, daß Sie täglich die wichtigsten Nahrungsbestandteile in genügender Menge erhalten:

- Kohlenhydrate   ca. 150 g
- Fett   ca.   40 g
- Eiweiß   ca.   50 g

Dies wurde für die 1200 Kalorienkost berechnet; die Mengen erhöhen sich entsprechend den Zusätzen.

Eiweiß

Mit Eiweißzulagen sollten Sie eher zurückhaltend sein. Lassen Sie sich durch die derzeitige Modeansicht „viel Eiweiß" nicht beirren. Eiweißmast führt ebenso zu Krankheiten wie Fett- oder Kohlenhydratmast. Für unsere Heilnahrung gilt:

 Wenig Eiweiß, dafür hochwertiges.
Pflanzliches Eiweiß ist hochwertig.

Auf die richtige Zusammensetzung kommt es an (☞ Rezepte Seite 51–123).

Wie oft essen?

Die Nahrungsmengen sind etwa gleichmäßig über den Tag verteilt. Verändern Sie das Schema nach Ihrem Bedarf. Wer morgens keinen Appetit hat, sollte das Frühstück weglassen oder erst um 10 Uhr zu sich nehmen.
Wer es schwer hat, eine Abendmahlzeit richtig zu verdauen, sollte sie betont sparsam gestalten; vielleicht braucht er etwas mehr zum Frühstück oder Mittagessen. Vielleicht aber kommt der Appetit zu einer Zeit, in der er keine Gelegenheit zu einer ruhigen Mahlzeit hat; dann sollte er jetzt nur wenig und sich bei nächster Gelegenheit richtig satt essen.
Gehorchen Sie den Signalen Ihres Körpers und gestalten Sie Ihre Nahrungsaufnahme nach Zeit und Menge selbst.

Rohkost/Frischkost

Rohkost steht mit einer farbenfreudiger Rohkostpalette im Mittelpunkt unserer Speisepläne. Die Warmgerichte dienen als Beikost. Es ist also genauso umgekehrt wie Sie es vielleicht gewöhnt sind.
Wer sich nicht die Mühe machen möchte, eine bunte Rohkostpalette aus drei bis fünf Salaten herzustellen, beschränkt sich auf einen oder zwei Rohkostanteile und wechselt bei jeder Mahlzeit ab. Zum Beispiel: mittags

Kopfsalat, abends Karotten, am nächsten Tag Tomaten oder Gurken im Wechsel mit einer Krautrohkost. Natürlich dürfen Sie wählen, was Ihnen schmeckt; bleiben Sie aber vielseitig (☞ Rohkostgrundregel Seite 36).

Es kommt vor, daß Obst am Abend oder nach einer Mahlzeit nicht vertragen wird; dann verwenden Sie es als Zwischenmahlzeit oder als Rohkostvorspeise.

Verstopfung unbedingt beheben

- Täglich 2–4 Eßlöffel Leinsamen geschrotet oder Weizenkleie essen, viel Flüssigkeit dazu einnehmen.
- Frühmorgens nüchtern ½ Glas Sauerkrautsaft und ½ Glas Wasser, kalt oder heiß trinken. Regelmäßig täglich!
- Eingeweichte Backpflaumen oder Feigen am Morgen.
- Ein täglicher Einlauf (☞ Fastenbuch, Literaturverzeichnis Seite 124) ist unschädlicher als jedes Abführmittel. Bei Blähleib mit übelriechenden Winden besonders wichtig.

5.2 Von der Auswahl und Vorbereitung wirksamer Nahrung

Der Schritt zur Heilnahrung ist gleichbedeutend mit einer kleinen Revolution in der Küche und bei den Einkaufsgewohnheiten. Lebendige Nahrung zu erhalten und zu pflegen bedarf eines Wissens, das dem Menschen im Zeitalter der Fertig- und Schnellgerichte verlorengegangen ist; es kann in diesem Büchlein nicht annähernd vermittelt werden. Sie werden zu ergänzenden Büchern greifen müssen.

Getreide

Das unverletzte Getreidekorn ist die beste und natürlichste Verpackung von Leben: auch nach Jahren ist es keimfähig und bildet eine neue Pflanze. Wir verwenden es

- als ganzes Korn – in Wasser vorgequollen und schonend erhitzt zu Getreidespeisen
- grob geschrotet und eingeweicht zu Müsli und Beilagen
- feingemahlen zu Vollmehl, das unmittelbar nach dem Mahlen zum Kochen oder Backen verwendet wird.

Alle Getreide – Weizen, Hafer, Gerste, Vollreis, Hirse und Buchweizen – werden, wie seit Jahrtausenden üblich, aus der beständigen Lagerform unmittelbar und auf dem kürzesten Wege zur optimalen menschlichen Nahrung bereitet. Da das aufgebrochene Korn innerhalb weniger Stunden wichtige Duft- und Geschmacksstoffe verliert, sollten Sie stets nur die benötigte Menge schroten oder mahlen.

Die Konsequenz: Eine Getreidemühle anschaffen und Korn einkaufen.

Alle vorgefertigten und verpackten Vollkornprodukte wie Hafer- oder Kollathflocken, Vollkornbrot oder -gebäck und Vollkornmehl sind weit besser als alle hochraffinierten Weißmehlprodukte und gehören zur Vollwerternährung des gesunden Menschen, dienen jedoch nicht in der gleichen Weise einer Heilnahrung wie das frischbereitete volle Korn. Denn:

 Alles, was keimfähig ist, ist auch lebendig.

Vorgekeimte Weizenkörner, Linsen, Soja, Senf- und Kressesamen sollten deshalb nicht fehlen. Sie ergänzen im Sommer und Winter in idealer Weise Müslis, Salate und Aufstriche.

Zubereitung: in tiefem Teller eine Schicht gewaschene Körner 6–8 Stunden mit Wasser bedeckt stehen lassen und danach täglich nur durchspülen und feucht halten. Verwenden, sobald der Keimling 1–3 mm lang ist. Praktisch ist ein Keimapparat. Gekeimte Hülsenfrüchte müssen kurz blanchiert werden.

Salate und Getreide

Sie sollten frisch und ungespritzt sein, möglichst aus biologischem Anbau. Nutzen Sie die Angebote des Wochenmarktes, halten Sie Kontakt mit einem Gärtner oder einem Bauern; ideal ist natürlich der eigene Garten oder der des Nachbarn, der vielleicht mehr erntet als er verwenden kann.

Frischwaren gibt es kaum in Supermärkten oder in Form von Importgemüse. Konsequenz: nutzen Sie das, was im Augenblick im eigenen Lande wächst. Salate werden nur roh verzehrt, ebenso die meisten Gemüse. Mit frischen Kräutern und in erfahrener Zusammenstellung werden Sie ganz neue Geschmacksnuancen entdecken.

Tip: Getrocknete Kräuter in die Salatsoße geben; frische Kräuter unter den fertigen Salat heben.

> **Tip:** Gemüse nie kochen, besser schonend dünsten. Hierfür gibt es vielerlei Techniken und Anregungen (☞ Literaturverzeichnis Seite 124).

> **Tip:** Hülsenfrüchte und Getreide nach kurzem Aufwallen in die „Kochkiste" geben und 3–4 Std. ziehen lassen.

Um das Getreide und Gemüse langsam garen zu lassen, kann man den Topf auch in Zeitungspapier wickeln und in eine Wolldecke hüllen.

Obst

Obst muß besonders sorgfältig im Hinblick auf biologische Erzeugung ausgewählt werden. Während „schöne" Früchte den Verdacht erregen, oft gespritzt worden zu sein, erweckt eine etwas fleckige Oberfläche eher Vertrauen.
Riechen und schmecken Sie, was Sie einkaufen. Fragen Sie nach der Herkunft. Und kaufen Sie nur soviel, wie Sie in den nächsten 2–3 Tagen benötigen.

Milchprodukte

Je öfter die Milch bearbeitet und erhitzt worden ist, desto mehr verliert sie an „Lebendigkeit". Der Denaturierungsgrad der Milch ist sehr verschieden. Wer übergewichtig ist, muß außerdem auf den Fettgehalt achten. Bevorzugen Sie Vorzugsmilch, Frischmilch von Bauern aus TBC-freiem Stall, gesäuerte Milchsorten: wie Buttermilch, Bioghurt und Sanoghurt. Vermeiden Sie jedes nochmalige Erhitzen im Haushalt. Quark und Frischkäse enthalten noch nahezu unverändertes Milcheiweiß, während erhitzter Hartkäse (Käsetoast) den höchsten Denaturierungsgrad des Eiweißes aufweist. Er ist schwer verdaulich, belastet den Organismus und hat keinerlei Heilwert.

> **Tip:** Bei Unverträglichkeiten von Milcheiweiß oder Milchzucker muß auch Milch weggelassen werden – und alles, was aus ihr gemacht wurde.

Würzen und Salzen

Salzen wird nahezu überflüssig, wenn Sie frische oder tiefgekühlte Kräuter, Trockenkräuter, Hefeflocken und Sojawürze verwenden. Statt Kochsalz nehmen Sie Vollmeersalz, weil es Spurenelemente enthält.
Seien Sie zurückhaltend mit scharfen Gewürzen wie z. B. Pfeffer, Curry, Paprika.

Fette

Je weiter und raffinierter der Weg vom Ausgangsprodukt zum Speisefett ist, desto höher ist auch hier der Denaturierungsgrad. Die natürlichsten und damit wirksamsten Fette sind Pflanzenöl, Butter und Sahne. Sie sollten nach Möglichkeit nicht erhitzt werden.

Kaltgepreßte Öle sind deshalb auch besser als heißgepreßte. Bei den Pflanzenmargarinen gibt es recht wertvolle Produkte; lassen Sie sich beraten.

Eiweißbedarf

Er wird bei unserer Heilnahrung vollständig gedeckt aus Getreide, Rohkost, Milchprodukten, Ei, Soja, Hefe, Hülsenfrüchten und Nüssen. Sie enthalten alle Aminosäuren, die der Mensch braucht. Wehren Sie sich entschieden gegen die Meinung, der Eiweißbedarf des Menschen könne nur mit Hilfe von Fleisch und Fisch vollständig gedeckt werden.

Die Ernährung auch ohne Milch und Ei ist vollwertig im Hinblick auf Eiweiß und Calcium durch ein Mehr an Getreide, Rohkost, Soja, Tofu und Nüsse sowie Hülsenfrüchte.

Einkaufsquellen

Falls Sie Ihre Vorratskammer durch bisher ungewohnte Dinge ergänzen müssen, finden Sie im Reformhaus oder Naturkostladen das Gewünschte. Eine kurze Auflistung soll Ihnen zeigen, was Sie u. a. benötigen:

Getreide

- Weizen, Roggen, Hafer, Gerste, Naturreis = *glutenfrei*, Hirse = *glutenfrei*, Kruskamischung, Sesam, Leinsamen, Grünkern, Weizenkeime = *glutenfrei*, Buchweizen = *glutenfrei*, Mais = *glutenfrei*, Quinoa = *glutenfrei*.

Sonstiges

- Sojamehl, Sonnenblumenöl, Sanddorn, honiggesüßt, Gemüsebrühe (Würfel), Hefeflocken, Tartex (Hefeprodukt), pflanzliche Pastete, Trockenfrüchte, Friate.

5.3 Frühstücksplan

1. Tag Müsli 1, Kräuterquark, 2 Scheiben Knäckebrot

Kräuterquark

5 EL	Magerquark	*Zubereitung:* Magerquark mit Milch glatt-rühren, mit Kräutern und Hefe-flocken abschmecken.
2–3 EL	Milch	
1 EL	Kräuter, frisch, tiefgekühlt, getrocknet	
1 EL	Haferflocken	

2. Tag 1 Vollkornbrötchen, Brotaufstrich hausgemacht

Brotaufstrich

5 EL	geriebenen Schafskäse	*Zubereitung:* Alle Zutaten miteinander vermischen. Mit den Gewürzen abschmecken. Auf 4 Portionen aufteilen. Hält sich im Kühlschrank 4–5 Tage.
1 EL	geriebene Nüsse	
5 EL	Magerquark	
1–2	EL Weißwein/Gemüsebrühe	
	Gewürze: Dill, Kerbel, Zitronensaft, Basilikum, Estragon.	

3. Tag Müsli 3, 2 Scheiben Sesamknäckebrot, 25 Gramm Tartex, 1 Tomate

Tartex oder andere vegetarische Brotaufstriche sind fertig abgepackt im Feinkostgeschäft oder Reformhaus zu kaufen.

4. Tag Müsli 4, 1 Vollkornbrötchen, Bressotcreme

Bressotcreme

1 EL	Bressot (Kräuterfrischkäse)	*Zubereitung:* Bressot und Magerquark vermischen.
3 EL	Magerquark	

5. Tag Müsli 5, Hüttenkäse, 1 Tomate, 2 Scheiben Knäckebrot

Hüttenkäse

¼ Becher	Hüttenkäse (körniger Frischkäse)	*Zubereitung:* Hüttenkäse mit frischen Kräutern, Zwiebelwürfeln und Hefeflocken abschmecken.

6. Tag Müsli 6, 1 Vollkornbrötchen, Camembert angemacht

Camembert

¼	Camembert	*Zubereitung:* Camembert mit der Gabel zerdrücken, unter den angerührten Quark mischen. Kräuter daruntergeben.
1 TL	Zwiebel	
1 TL	Kräuter	
2 TL	Quark, evtl. Milch	

7. Tag Frischkornbrei 7 warm, Gervaisquark, 2 Scheiben Knäckebrot

Gervaisquark

2 EL	Gervais (Frischkäse)	*Zubereitung:* Gervais mit allen Zutaten verrühren.
3 EL	Quark	
2 EL	Milch	
1 EL	Zwiebelwürfel	
1 TL	Kräuter, frisch	

5.4 Müsli-Rezepte

Kombinieren Sie Ihr Müsli selbst nach folgendem Grundmuster:

> ⇨ **Milchanteil – Würzanteil – Obstanteil – Frischkornteil**

Wir haben für Sie folgende sieben Vorschläge zusammengestellt. Darunter finden Sie auch einen warmen Vollkornbrei. Sie können Ihre Müsli auch ohne Milch zubereiten. Die jeweiligen Alternativen sind angegeben.

Tip: Bitte beachten Sie: Das frisch geschrotete Getreide muß über Nacht eingeweicht werden.

Tip: Die Zubereitung bleibt bei allen Vorschlägen die gleiche: Würzanteil mit Milchanteil vermischen, Obstanteil dazu reiben oder schneiden. Getreideanteil unterheben, mit Früchten garnieren.

Tip: Bei Unverträglichkeit von Zitrusfrüchten, Zitronensaft weglassen.

Müsli-Rezept 1		
		ohne tierisches Eiweiß
½	Becher Bioghurt	3 EL Mandelmilch
1 TL	Zitronensaft	
1 TL	Sanddorn honiggesüßt oder Friate	
1	kleiner Apfel oder Früchte der Jahreszeit	
2 EL	Weizenschrot, über Nacht eingeweicht in wenig Wasser	

Müsli-Rezept 2

		ohne tierisches Eiweiß
7 EL	Dickmilch	7 EL Sojamilch
1 TL	Zitronensaft	
1 TL	Sanddorn honiggesüßt oder Friate	
1 EL	Haferschrot	
1	kleiner Apfel	
1 TL	geriebene Nüsse zum Bestreuen	

Müsli-Rezept 3

		ohne tierisches Eiweiß
7 EL	Kefir	7 EL Sojamilch
1 TL	Zitronensaft	
1 TL	Sanddorn honiggesüßt oder Friate	
1 EL	Roggenschrot, über Nacht eingeweicht	
1 EL	Leinsamen	
1	kleiner Apfel	
1 TL	geröstete Erdnüsse ohne Salz	

Müsli-Rezept 4

		ohne tierisches Eiweiß
½	Becher Bioghurt	7 EL Kokos-/Sojamilch
1 TL	Zitronensaft	
1 TL	Sanddorn honiggesüßt oder Friate	
1 EL	Kruskamischung grob geschrotet, über Nacht eingeweicht	
1 TL	Rosinen	
1	kleiner Apfel	

Müsli-Rezept 5

		ohne tierisches Eiweiß
7 EL	saure Sahne	7 EL Banane/Sojamilch
1 TL	Sanddorn honiggesüßt	
2 EL	frisch gekeimte Weizenkeimlinge (Biosnacky)	
1	kleiner Apfel	
1 EL	geriebene Nüsse	

Müsli-Rezept 6

		ohne tierisches Eiweiß
7 EL	Buttermilch	7 EL Fruchtsaft, 1 TL Nußmus
1 EL	Orangensaft	
	abgeriebene Zitronenschale	
2 EL	Schrot (Weizen, Roggen), über Nacht eingeweicht	
1 EL	Trockenfrüchte, über Nacht eingeweicht	
1	kleiner Apfel	

Müsli-Rezept 7 Frischkornschrotbrei warm

		ohne tierisches Eiweiß
3 EL	Hafer- oder Weizenschrot, eingeweicht über Nacht in 200 ccm Wasser	
1–2 EL	Milch	1–2 EL Fruchtsaft
1	kleiner Apfel	
1 TL	Honig	

Zubereitung:
Schrot mit Wasser zum Kochen bringen und ausquellen lassen. Mit Milch, Honig und Obst anreichern. Der Brei kann auch mit Salz und Speisewürze oder Hefeflokken abgeschmeckt werden.

Müsli-Rezepte ohne tierisches Eiweiß

Müsli-Rezept 8		
50 ml	Apfelsaft	*Zubereitung:*
	etwas Zitronensaft	Apfel- und Zitronensaft zusammen mit Sanddorn und
1 TL	Nußmus	Nußmus verrühren.
1 TL	Sanddorn honiggesüßt	Den Apfel grob reiben, mit dem eingeweichten Schrot locker
1	kleiner Apfel oder Früchte der Jahreszeit	unterheben. Mit Früchten der Saison
2 EL	Weizenschrot, über Nacht in 2 EL Wasser einweichen	garnieren.

Müsli-Rezept 9		
½	Banane	*Zubereitung:*
50 g	Sojamilch	Die Banane mit der Gabel zerdrücken, Sojamilch, Sanddorn
1 TL	Sanddorn honiggesüßt	und das Nußmus unterrühren.
1 TL	Nußmus	Den Apfel grob raspeln und zusammen mit den Keimlingen
1	kleiner Apfel	unterheben.
1	Feige (20 g) in Wasser eingeweicht	Mit der kleingeschnittenen Feige garnieren.
2 EL	Keimlinge (Weizen, Roggen, Hirse)	

Tip: Für glutenfreie Kost Reisflocken, Hirseflocken, Buchweizenflocken oder Quinoa verwenden.

5.5 Heilnahrung mit tierischem Eiweiß – Rezepte für 2 Wochen

Es empfiehlt sich, zwischen den Mahlzeiten eine 5stündige und über Nacht eine 12stündige Nahrungspause einzulegen (☞ Literaturverzeichnis, Lützner/ Million „Richtig essen nach dem Fasten").

Heilnahrung mit tierischem Eiweiß – 1. Woche

	Montag	Dienstag	Mittwoch	Donnerstag	Freitag	Samstag	Sonntag
Frühstück	• Müsli 1 mit Schrot • Kräuterquark • Tomate • Knäckebrot	• Müsli 2 mit Haferflocken • Brotaufstrich, hausgemacht • Vollkornbrötchen	• Müsli 3 mit Leinsamen • vegetarische Pastete • Gurkenscheiben • Knäckebrot	• Müsli 4 mit Hirse • Bressotquarkcreme • Vollkornbrötchen	• Müsli 5 mit Weizenkeimen • Hüttenkäse • Tomate • Knäckebrot	• Müsli 6 mit Weizenschrot • angemachter Camembert • Vollkornbrötchen	• Müsli 7 warm Schrotbrei • Gervaisquark mit Paprika • Knäckebrot
Mittagessen	• Rohkostplatte • Haferbratlinge • Bioghurt mit frischen Früchten	• Rohkostplatte • Fünfkornbratlinge • Quarkbeigabe • ½ Pampelmuse	• Rohkostplatte • Kartoffelreibekuchen • Joghurt mit Himbeeren	• Rohkostplatte • Roggengrütze • Grapefruitcocktail	• Rohkostplatte • Bircherkartoffeln • Kräuterquark • Orangensalat	• Rohkostplatte • Hirsepfanne • Fruchtquarkspeise	• Rohkostplatte • Quarkbratlinge • Tomatensoße • Dickmilch mit Melone
Abendessen	• Rohkostplatte • Frischkäse mit Magerquark • Vollkornbrot • Knäckebrot	• Rohkostplatte • Mainzer-Zwischenmusik • Aufstrichfett • Vollkornbrot, Knäckebrot	• Rohkostplatte • Roquefortquarkcreme • Vollkornbrot	• Rohkostplatte • Gervaisquark „pikant" • Vollkornbrot, hausgemacht	• Rohkostplatte • Hirseklößchen • Zwiebelsoße • Frischkäse • Dessert	• Rohkostplatte • Frischkäse • Senfaufstrich • Vollkornbrot, Knäckebrot	• Rohkostplatte • Pellkartoffeln mit grüner Soße

Tip: Zwischen den Mahlzeiten trinken: Kräutertees, Wasser, Fruchtsaft ½ mit Wasser verdünnt (☞ Seite 39).

Tip: Bei Bedarf Obst, Obstsalat oder Beeren mit Milch essen.

Heilnahrung mit tierischem Eiweiß – 2. Woche

	Montag	Dienstag	Mittwoch	Donnerstag	Freitag	Samstag	Sonntag
Frühstück	• Müsli 1 mit Schrot • Kräuterquark • Tomate • Knäckebrot	• Müsli 2 mit Haferflocken • Brotaufstrich, hausgemacht • Vollkornbrötchen	• Müsli 3 mit Leinsamen • vegetarische Pastete • Gurkenscheiben • Knäckebrot	• Müsli 4 mit Hirse • Bressotquarkcreme • Vollkornbrötchen	• Müsli 5 mit Weizenkeimen • Hüttenkäse • Tomate • Knäckebrot	• Müsli 6 mit Weizenschrot • Angemachter Camembert • Vollkornbrötchen	• Müsli 7 warm Schrotbrei • Gervaisquark mit Paprika • Knäckebrot
Mittagessen	• Rohkostplatte • Vollkornspätzle • Brombeerquark	• Rohkostplatte • Quark-Kartoffelauflauf • Obstsalat	• Rohkostplatte • Getreidepudding • Sanddornjoghurt	• Rohkostplatte • Vollkornpfannkuchen • Erdbeerquarkspeise	• Rohkostplatte • Gerstenschnitte • Dickmilch mit Früchten	• Rohkostplatte • Risotto mit Tomatensoße • Apfelquark	• Rohkostplatte • Kartoffelbratling • Milchreis mit Früchten
Abendessen	• Rohkostplatte • gefüllte Tomate mit Hüttenkäse • Vollkornbrot	• Rohkostplatte • Grünkernbratlinge	• Rohkostplatte • Paprikaquark Aufstrich • Vollkornbrot	• Rohkostplatte • griechischer Hirtenkäse • Butter • Vollkornbrot, Knäckebrot	• Rohkostplatte • Kartoffelgratin • Kräuterquarksoße	• Rohkostplatte • gefüllte Gurke mit Tartex • Vollkornbrot	• Rohkostplatte • Bressotquarkcreme • Vollkornbrot

Tip: Zwischen den Mahlzeiten trinken: Kräutertees, Wasser, Fruchtsaft 1/2 mit Wasser verdünnt (☞ Seite 39).

Tip: Bei Bedarf Obst, Obstsalat oder Beeren mit Milch essen.

Erste Woche – 1. Tag

Mittagessen	Rohkost Nr. 1, Haferbratlinge, Bioghurt mit frischen Früchten

Haferbratlinge

2–3 EL	Haferschrot	*Zubereitung:*
1–2 EL	Milch/Mineralwasser	Alle Zutaten zusammenmischen, Eiweiß aufschlagen und unter die
1 EL	Zwiebelwürfel, angedünstet	Masse heben.
1	Eigelb	In der Teflonpfanne kleine Brat-
1	Eiweiß	linge backen.
1 TL	Öl	

Gewürze: Koriander, Fenchel, Petersilie, Schnittlauch, Hefeflocken, Speisewürze, Salz.

Bioghurt

1	Becher Bioghurt	*Zubereitung:*
1 TL	Sanddorn gesüßt	Joghurt mit Sanddorn mischen und glattrühren.
2 EL	frische Früchte nach Jahreszeit	Mit den Früchten garnieren.

Erste Woche – 1. Tag

Abendessen	Rohkost Nr. 2, Frischkäse mit Magerquark, 1 Scheibe Vollkornbrot, 1 Scheibe Knäckebrot

Frischkäse

½	Gervais (Frischkäse)	*Zubereitung:*
5 EL	Magerquark	Gervais mit Magerquark und Milch verrühren, Kräuter beimischen.
2–3 EL	Milch/Mineralwasser	Mit Tomaten- und Zwiebelwürfel garnieren.
1 EL	Kräuter/Tomatenwürfel/Zwiebelwürfel	

Erste Woche – 2. Tag

Mittagessen	Rohkost Nr. 3, Fünfkornbratlinge, Quarkbeigabe, Grapefruit

Fünfkornbratlinge

4 EL	grobes Fünfkornschrot	*Zubereitung:* Fünfkornschrot in Gemüsebrühe ca. 10–15 Min. kochen. Dann zugedeckt ausquellen lassen. Nach dem Auskühlen alle Zutaten und Gewürze unter den Schrotbrei mischen. In einer Pfanne mit wenig Öl Bratlinge backen. Sollte die Masse zu weich sein, mit Kleie oder Hirseflocken nachbinden.
1 Tasse	Tasse Gemüsebrühe	
1 EL	Zwiebelwürfel gedünstet	
1	Ei	
	etwas Quark	
2 TL	Olivenöl	
	Gewürze: Rosmarin, Petersilie, Pfeffer, Salz, Muskat, Hefeflocken.	

Quarkbeigabe

5 EL	Magerquark	*Zubereitung:* mit Kräutern abschmecken

½ Grapefruit

½	Grapefruit (oder Stück einer Melone)	*Zubereitung:* Grapefruit halbieren, Fruchtfleisch auslösen und mit 1 TL Sanddorn honiggesüßt übergießen. Die andere Hälfte für den Abend kaltstellen.
1 TL	Sanddorn gesüßt	

Tip: Bei Unverträglichkeit von Zitrusfrüchten, Melone verwenden.

Erste Woche – 2. Tag

Abendessen	Rohkost Nr. 4, Mainzer Handkäse, 1 Scheibe Vollkornbrot, 1 Scheibe Knäckebrot

Handkäse

50 g	Handkäse, ca. 2 Scheiben	*Zubereitung:*

Zubereitung:
Handkäse in Scheiben schneiden. Auf Salatblatt anrichten, mit der Marinade übergießen.
Mit Kümmel und Petersilie überstreuen.

Marinade aus:

1 EL	Zwiebelwürfel
1 TL	Essig
1 TL	Öl

Gewürze: Kümmel, Petersilie.

Erste Woche – 3. Tag

Mittagessen	Rohkost Nr. 5, Kartoffelreibekuchen, Bioghurt mit Himbeeren und Weizenkeimen

Kartoffelreibekuchen

2	Kartoffeln ca. 120 g gut gereinigt	*Zubereitung:* Kartoffeln und Gemüse auf einer feinen Reibe raspeln. Mit den Gewürzen vermischen und abschmecken. In einer Pfanne mit 1–2 TL Olivenöl kleine Reibekuchen backen.
1	kleine Karotte	
1	Stückchen Sellerie	
1 EL	Zwiebelwürfel	
	Gewürze: Hefeflocken, Muskat, Majoran, Salz, evtl. gekörnte Gemüsebrühe.	

Bioghurt

1	Bioghurt	*Zubereitung:* Joghurt mit Honig abschmecken und glattrühren. In Glasschälchen anrichten, mit den Himbeeren garnieren und mit Weizenkeimen bestreuen.
1 TL	Honig	
2 EL	Himbeeren	
1 EL	Weizenkeime	

Erste Woche – 3. Tag

Abendessen	Rohkost Nr. 6, Roquefortcreme, 1 Scheibe Vollkornbrot, 1 Scheibe Knäckebrot

Roquefortcreme

3 EL	Roquefort, zerdrückt (Gabel)	*Zubereitung:* Roquefort mit der Milch vermischen. Mit Senf und Schnittlauch abschmecken.
3 EL	Magerquark	
2–3 EL	Milch	
½ TL	Senf	
1 TL	Schnittlauch	

Erste Woche – 4. Tag

Mittagessen	Rohkost Nr. 7, Roggengrütze, Grapefruitcocktail

Roggengrütze

4 EL	grobes Roggenschrot	*Zubereitung:* Gemüsebrühe mit den Gewürzen zum Kochen bringen, Schrot dazu geben, leise 10–20 Min. kochen. Anschließend auf der Herdplatte ausquellen lassen. Gemüse und saure Sahne untermischen. Puddingförmchen mit Butter ausstreichen und die Grütze gleichmäßig hineindrücken, auf einen Teller stürzen.
1	Tasse Gemüsebrühe	
2 EL	Gemüsewürfel, angedünstet	
1 EL	saure Sahne	
1 TL	Butter	
1 TL	Sesam	
	Gewürze: Wacholder, Piment, Rosmarin, Thymian, Lorbeerblatt, Kümmel gemahlen.	

Grapefruitcocktail

½	Grapefruit (oder Stück einer Melone)	*Zubereitung:* Fruchtfleisch in gleichmäßige Stücke schneiden. Dickmilch glattrühren. Mit Honig und Ingwer abschmecken. Mit Fruchtfleisch, Kirschen oder Erdbeeren verzieren.
5 EL	Dickmilch	
	Ingwer gemahlen, Honig	

Tip:	Bei Unverträglichkeit von Zitrusfrüchten, Melone verwenden.

Erste Woche – 4. Tag

Abendessen	Rohkost Nr. 8, Gervaiscreme pikant, 1 Scheibe Vollkornbrot, 1 Scheibe Knäckebrot

Gervais pikant

2 EL	Gervais	*Zubereitung:*
3 EL	Magerquark	Gervais, Quark, Zwiebelwürfel vermischen, evtl. mit Milch ver-
1 EL	Zwiebelwürfel	dünnen.
	Gewürze: Paprikapulver, Pfeffer, Kräuter.	Gewürze zugeben.

Erste Woche – 5. Tag

Mittagessen	Rohkost, Nr. 9, Bircherkartoffeln, Kräuterquark, Orangensalat

Bircherkartoffeln

2–3	kleine Kartoffeln mit der Schale, gut gereinigt	*Zubereitung:* Kartoffeln der Länge nach halbieren, mit der Schnittfläche nach unten auf ein gefettetes Backblech legen. Oberseite der Kartoffeln mit Öl bestreichen und ebenfalls mit Gewürzen und Kräutersalz bestreuen. Im vorgeheizten Ofen bei 180 °C ca. 20–30 Min. backen.
	Gewürze: Kümmel, Majoran, Kräutersalz.	

Kräuterquark

5 EL	Magerquark	*Zubereitung:* Quark mit Milch glattrühren und mit den Kräutern abschmecken.
2–3 EL	Milch	
1 EL	gehackte frische Kräuter	

Orangensalat

2 Stück	Orangen (oder Bananen)	*Zubereitung:* Orangen filieren, in Glasschälchen anrichten. Mit Sanddorn, honiggesüßt, übergießen und mit gehackten Nüssen bestreuen.
1 EL	Sanddorn honiggesüßt	
1 TL	gehackte Nüsse	

Tip: **Bei Unverträglichkeit von Zitrusfrüchten, Banane verwenden.**

Erste Woche – 5. Tag

Abendessen	Rohkost Nr. 10, Hirseklößchen, Zwiebelsauce, Frischkäse auf Knäckebrot

Hirseklößchen

1 EL	Hirseflocken	*Zubereitung:*
1 EL	Magerquark	Quark und Butter mit Eigelb schaumig rühren, Gewürze und
1 TL	Butter	Hirseflocken unterheben, quellen lassen.
½	Ei	Eiweiß zu Schnee schlagen, unter die Hirsemasse heben, Klößchen
	Gewürze: Muskat, Salz, Hefeflocken.	in kochende Gemüsebrühe abstechen.

Zwiebelsauce

2 EL	Zwiebelwürfel, angedünstet	*Zubereitung:*
1 EL	gehackte Petersilie	Zwiebelwürfel leicht gebräunt über die angerichteten Klößchen geben, mit Petersilie bestreuen.

Frischkäse

1 EL	Frischkäse	*Zubereitung:*
1 EL	Schnittlauchröllchen	1 EL Frischkäse auf 1 Scheibe Knäckebrot streichen. Mit
1	Tomate	Schnittlauch und Tomate garnieren.

Erste Woche – 6. Tag

Mittagessen   Rohkost Nr. 25, Hirsepfanne, Früchtequarkspeise

Hirsepfanne

4 EL	Hirse
8–10 EL	Gemüsebrühe
½	Ei
2 EL	Gemüsewürfel angedünstet
1 EL	saure Sahne

Gewürze: Schnittlauch, Liebstöckel, Fenchelkraut, Basilikum, Thymian, Rosmarin, Muskat, Knoblauch.

Zubereitung:
Hirse in der Gemüsebrühe 10–15 Min. kochen und ausquellen lassen. Würzen. Hirsemasse in gefettete Auflaufform geben, Gemüsewürfel aufstreuen, mit Ei-Sahnemischung übergießen.
Im Ofen ca. 10–15 Min. bei 175 °C backen, bis die Eimischung stockt.

Früchtequarkspeise

5 EL	Magerquark
2 EL	Milch
1 EL	Sanddorn gesüßt
	geriebene Zitronenschale
3 EL	Früchte der Saison

Zubereitung:
Quark mit Milch und Sanddorn glattrühren.
Zitronenschale dazugeben.
Mit den Früchten garnieren.

Erste Woche – 6. Tag

Abendessen	Rohkost Nr. 26, Frischkäse, Senfaufstrich, 1 Scheibe Vollkornbrot, 1 Scheibe Knäckebrot

Frischkäse

1 EL	Frischkäse	*Zubereitung:*
2 EL	Hüttenkäse	Frischkäse und Hüttenkäse zusammenmischen.
1 TL	Butter als Aufstrichfett	

Senfaufstrich

1 EL	Margarine	*Zubereitung:*
½ TL	Senf	Alle Zutaten zusammenmischen.
1 TL	Schnittlauch	

Erste Woche – 7. Tag

Mittagessen	Rohkost Nr. 13, Quarkbratlinge, Dickmilch mit Melone

Quarkbratlinge

5 EL	Magerquark	*Zubereitung:*
4 EL	Hirseflocken oder Haferschrot	Quark mit Hirse, Zwiebeln und Gemüse vermengen, mit Gewürzen abschmecken.
1 TL	Zwiebeln, angedünstet	Kleine Bratlinge formen und in
1 EL	Gemüsewürfelchen, angedünstet	wenig Öl ausbacken.
1 TL	Olivenöl	
	Gewürze: Salbei, Kümmel, Petersilie, Speisewürze, Hefeflocken.	

Dickmilch

10 EL	Dickmilch	*Zubereitung:*
1 EL	Sanddorn honiggesüßt	Dickmilch mit Sanddorn glattrühren, mit den Melonenwürfeln garnieren.
5 EL	Melonenstücke	

Erste Woche – 7. Tag

Pellkartoffeln

2–3	kleine Kartoffeln (ca. 200 g)	*Zubereitung:* Kartoffeln als Pellkartoffeln zubereiten.

Grüne Sauce

3 EL	saure Sahne	*Zubereitung:* Die Zutaten der Soße zusammenmischen.
1 EL	Öl	
5 EL	Magerquark	
2 EL	frische Kräuter wie: Petersilie, Borretsch, Schnittlauch, Estragon, Sauerampfer, Brennessel, Zitrone, Kerbel, Melisse	

Zweite Woche – 1. Tag

Mittagessen	Rohkost Nr. 15, Vollkornspätzle, Brombeerquark	
Spätzle		
4 EL	feingemahlenes Weizenvollkornmehl	*Zubereitung:* Aus dem Mehl, Ei, Wasser, Gewürzen Spätzleteig bereiten, und wie üblich verarbeiten.
1	Ei	
1 TL	Öl	
1 TL	Sojamehl	
	Wasser nach Bedarf	
	Gewürze: Salz, Muskat, Kräuter.	
Brombeerquark		
5 EL	Quark	*Zubereitung:* Quark mit Milch glattrühren, mit Sanddorn gesüßt abschmecken. Brombeeren unter den Quark heben, mit dem Rest garnieren. Mit gehackten, gerösteten Nüssen überstreuen.
2 EL	Milch	
3 EL	Brombeeren	
1 TL	Sanddorn gesüßt	
1 TL	Nüsse gehackt	

Zweite Woche – 1. Tag

Abendessen	Rohkost Nr. 16, gefüllte Tomate, Hüttenkäse, 1 Scheibe Vollkornbrot, 1 Scheibe Knäckebrot

Gefüllte Tomate

2	Tomaten	*Zubereitung:* Tomaten halbieren und Kerngehäuse herausnehmen. Hüttenkäse mit den Kräutern und Zwiebeln abschmecken und in die Tomaten füllen. Mit Petersilie garnieren.
½	Becher Hüttenkäse, ca. 100 g	
1 EL	gehackte Zwiebel	

Zweite Woche – 2. Tag

Mittagessen	Quarkkartoffelauflauf, Obstsalat

Quarkkartoffelauflauf

2–3	kleine gedämpfte Pellkartoffeln	*Zubereitung:* Kartoffeln pellen, dann reiben oder in feine Scheiben schneiden.
3 EL	Quark	
½	Ei	Quark mit Ei, Zwiebeln, Gewürzen und Kräutern vermischen, unter die Kartoffeln heben.
1 EL	Zwiebelwürfel	
1 EL	Kräuter	In eine feuerfeste Auflaufform füllen und im Ofen ca. 20–30 Min. bei 180 °C backen.
	Gewürze: Knoblauch, Salz, Kümmel, Majoran	

Obstsalat

| 2 Stück | Obst der Saison | *Zubereitung:* Aus 2 Stück Obst Salat bereiten und mit Sanddorn gesüßt abschmecken. |
| 1 EL | Sanddorn gesüßt | |

Zweite Woche – 2. Tag

Abendessen Rohkost Nr. 18, Grünkernbratling, Obst der Saison

Grünkernbratling

4 TL	Grünkern grob geschrotet
1 Tasse	Gemüsebrühe
1 EL	Lauch in Streifen
1 TL	Sojamehl
1 TL	Hefeflocken
½	Ei
	etwas Quark
1 TL	Öl

Gewürze: Curry, Majoran, Dill, Liebstöckel, Oregano, Knoblauch.

Zubereitung:
Grünkern mit Gemüsebrühe auf kleiner Flamme ca. 15 Min. köcheln. Dann ausquellen lassen. Gewürze, Kräuter, Lauch, Sojamehl und übrige Zutaten unter die Grünkernmasse heben.
In einer Pfanne mit wenig Öl kleine Plätzchen backen. Sollte die Masse nicht genügend binden, mit Hirseflocken oder Kleie anreichern.

Zweite Woche –3. Tag

Mittagessen	Rohkost Nr. 19, Getreidepudding, Sanddornjoghurt

Getreidepudding

4 EL	Getreide (Weizen, Hafer, Roggen, Gerste) grob geschrotet	*Zubereitung:* Getreideschrot in der Gemüse-
1 Tasse	Gemüsebrühe	brühe 15–20 Min. kochen. Pud- dingform mit Butter ausfetten
1 EL	Quark	und mit Leinsamen ausstreuen.
1 EL	saure Sahne	Alle übrigen Zutaten unter die Ge- treidemasse heben und in die
1 EL	Gemüsewürfel angedünstet	Form füllen, im Wasserbad
1 EL	Leinsamen geröstet	ca. 45 Min. köcheln. Dieser Pudding läßt sich auch auf
1 TL	Butter	süße Art herstellen. Dann das Getreide in Milch garen und mit
	Gewürze: Kümmel, Thymian, Curry, Basilikum, Hefeflocken, Liebstöckel, Selleriegrün.	Honig süßen.

Sanddornjoghurt

1	Becher Bioghurt	*Zubereitung:* Bioghurt mit Sanddorn honig-
1 EL	Sanddorn gesüßt	gesüßt abschmecken, evtl. mit Früchten garnieren.

Zweite Woche – 3. Tag

Abendessen	Rohkost Nr. 20, Paprikaaufstrich, 1 Scheibe Vollkornbrot, 1 Scheibe Knäckebrot

Paprikaaufstrich

5 EL	Magerquark	*Zubereitung:*
2 EL	Gervais (Frischkäse)	Alle Zutaten zusammenmischen und mit den Zwiebelringen garnieren.
1 EL	Paprikawürfel	
1 EL	Milch	
½ TL	Paprikapulver	
	Zwiebelringe	

Zweite Woche – 4. Tag

Mittagessen	Rohkost Nr. 21, Vollkornpfannkuchen, Erdbeerquarkspeise

Vollkornpfannkuchen

4 EL	Weizenvollkornmehl	*Zubereitung:* Aus den Zutaten Pfannkuchen- teig bereiten und in der leicht geölten Pfanne dünne Pfann- kuchen backen.
8 EL	Milch	
½	Ei oder	
1 EL	Sojamehl	*Variation süß:*
1 EL	Olivenöl	1 EL Trockenfrüchte, kleingehackt
	Gewürze: Salz, Muskat.	

Erdbeerquarkspeise

5 EL	Magerquark	*Zubereitung:* Alle Zutaten in Mixer geben und pürieren.
2 EL	Milch	
3 EL	Erdbeeren	Mit ganzen Früchten garnieren.
1 EL	Sanddorn gesüßt	

Zweite Woche – 4. Tag

Abendessen	Rohkost Nr. 22, Griechischer Hirtenkäse, 1 Scheibe Vollkornbrot, 1 Scheibe Knäckebrot, Obst

Hirtenkäse

3 EL	Schafskäse gerieben	*Zubereitung:*
1 EL	Oliven gehackt	Schafskäse mit Oliven und Quark vermischen, mit Paprika ab-
1 EL	Zwiebelringe	schmecken.
2 EL	Quark	Mit den Zwiebelringen garnieren.
	Paprika, evtl. etwas Milch	

Zweite Woche – 5. Tag

Mittagessen	Rohkost Nr. 23, Gerstenschnitte, Dickmilch mit Früchten

Gerstenschnitte

4 EL	Gerstenschrot	*Zubereitung:*
1 TL	Sesam	Schrot in der Gemüsebrühe
8 EL	Gemüsebrühe	ca. 15–20 Min. kochen, dann ca. 20 Min. ausquellen lassen.
1 TL	Öl	Zutaten zusammenmischen. Masse auf ein gefettetes Blech
1 TL	Paranüsse, gehackt	streichen, mit der sauren Sahne
1 EL	gedünstete Selleriewürfel zum Bestreuen	bestreichen, Selleriewürfel aufstreuen.
1 EL	saure Sahne	Bei 175 °C ca. 30 Min. backen.
	Gewürze: Koriander, Muskat, Piment, Selleriesalz.	

Dickmilch

10 EL	Dickmilch	*Zubereitung:*
1 EL	Sanddorn gesüßt	Dickmilch mit Sanddorn abschmecken und mit den Früchten garnieren.
3 EL	Früchte der Saison	

Zweite Woche – 5. Tag

Abendessen	Rohkost Nr. 24, Kartoffelgratin, Kräuterquarksoße, 2 Stück Obst der Saison als Obstsalat

Kartoffelgratin

2–3	kleine gedämpfte Pellkartoffeln	*Zubereitung:* Kartoffeln in Scheiben schneiden, würzen, lagenweise mit dem Gemüse in gefettete Auflaufform schichten.
2 EL	Gemüsestreifen angedünstet (Karotte, Sellerie, Lauch)	
2 EL	Milch	Mit der Ei-Milchmischung über-
1/2	Ei	gießen.
1 TL	Butter für die Form	Bei 175 °C ca. 30–40 Min. im Ofen backen.
	Gewürze: Muskat, Kümmel, Majoran, Pfeffer, Petersilie.	

Kräuterquarksoße

2 EL	Magerquark	*Zubereitung:* Alle Zutaten zusammen mischen und verrühren.
2 EL	saure Sahne	
1 EL	frische Kräuter	
	Gewürze: Pfeffer, Salz, Hefeflocken.	

Zweite Woche – 6. Tag

Mittagessen	Rohkost Nr. 11, Risotto mit Tomatenwürfeln, Apfelquark

Risotto

4 EL	Naturreis	*Zubereitung:*
1	Tasse Gemüsebrühe	In die kochende Gemüsebrühe den Reis und Zwiebel geben, Kochplatte auf niedrigste Stufe schalten, ca. 30–40 Min. leise kochen und ausquellen lassen. Tomatenwürfel in Olivenöl andünsten und über den Reis geben, mit den Gewürzen und Käsen bestreuen.
1	kleine Zwiebel	
1	Tomate in Würfeln	
1 TL	Olivenöl	
1 TL	geriebenen Schafskäse	
	Gewürze: Oregano, Salz, Pfeffer.	

Apfelquark

5 EL	Magerquark	*Zubereitung:*
1	geriebener Apfel	Quark mit Sanddorn, Zitronensaft und Milch glattrühren, Apfel dazu geben.
1–2 EL	Milch	Mit Früchten der Saison garnieren.
1 EL	Sanddorn honiggesüßt	
1 TL	Zitronensaft oder etwas geriebene Zitronenschale	

Zweite Woche – 6. Tag

Abendessen	Rohkost Nr. 12, Gefüllte Gurke, 1 Scheibe Vollkornbrot, 1 Scheibe Knäckebrot

Gefüllte Gurke

¼	Gurke ausgehöhlt	*Zubereitung:*
3 TL	Tartex	Tartex mit Sahne glattrühren und
2 EL	Sahne	in die vorbereitete Gurke füllen.

Zweite Woche – 7. Tag

Mittagessen   Rohkost Nr. 27, Kartoffelbratlinge, Milchreis mit Früchten

Kartoffelbratlinge

2	kleine Kartoffeln, in der Schale gedämpft	*Zubereitung:* Kartoffeln schälen und noch warm durchpressen.
2 EL	Gemüsewürfel angedünstet	Mit dem Eigelb, Hirseflocken, Gemüse und Gewürzen einen Teig
1 EL	Hirseflocken	bereiten und Plätzchen formen.
1 TL	Olivenöl	In gefetteter Bratpfanne backen.
1	Eigelb	
1 TL	Sojamehl	
	Gewürze: Muskat, Salz, gehackte Kräuter.	

Milchreis

1 EL	Rundkornnaturreis	*Zubereitung:* Reis in Wasser ca. 35 Min. dün-
½ Tasse	Wasser, Milch nach Bedarf	sten, etwas Milch angießen und ausquellen lassen, abkühlen.
2 EL	Früchte, gewürfelt	Früchte, Zitronenschale und Zimt
1 TL	Sanddorn, gesüßt	unterziehen.
	geriebene Zitronenschale	
	Zimt	

Zweite Woche – 7. Tag

Abendessen	Rohkost Nr. 28, Bressotquarkcreme, 1 Scheibe Vollkornbrot, 1 Scheibe Knäckebrot, Obst der Saison

Bressotquark

3 EL	Bressotkäse	*Zubereitung:*
2 EL	Magerquark	Bressot mit Quark und Milch zusammenmischen.
1 EL	Milch	Mit Tomaten garnieren.
1	Tomate	

5.6 Heilnahrung ohne tierisches Eiweiß – Rezepte für 2 Wochen

Müsli-Rezepte finden Sie auf den Seiten 53 bis 57. Milch- und Milchprodukte sind jedoch, wie dort angegeben, z.B. gegen Sojamilch, Mandelmilch oder Fruchtsäfte zu tauschen. Süße Frühstücksaufstriche sind im folgenden aufgeführt. Pikante Aufstriche finden Sie in den Rezepten fürs Abendessen.

Tip: Bei Unverträglichkeit von Zitrusfrüchten:
Nehmen Sie statt Grapefruit/Orangen, Äpfel, Birnen, Bananen oder Melone.
Verwenden Sie statt Zitronensaft, Obstessig und anstelle von Zitronenschale, Ingwer.

Süße Frühstücksaufstriche

Haselnußaufstrich		
100 g	Haferflocken	*Zubereitung:* Die Haferflocken ohne Fettzugabe leicht anbräunen.
100 ml	Mineralwasser	
1–2 EL	Zitronensaft	Honig und Bananen unter das Haselnußmus rühren und mit Zitronensaft abschmecken.
1–2 EL	Honig	
100 g	Bananenmus	Die abgekühlten Haferflocken dazugeben und soviel Mineralwasser zugeben, bis eine streichfeste Masse entstanden ist.
100 g	Haselnußmus	

Tip: Für glutenfreie Kost anstelle von Haferflocken, Reis- oder Hirseflocken nehmen.

Himbeeraufstrich		
100 g	Himbeeren	*Zubereitung:*
100 g	eingeweichte Aprikosen (50 g Trockengewicht)	Cashewkerne leicht anbräunen und abkühlen lassen. Die Himbeeren zusammen mit den Aprikosen pürieren. Dann soviel
100 g	gemahlene Cashewkerne	Nüsse unterziehen, bis eine streichfähige Masse entstanden
	etwas abgeriebene, unbehandelte Zitronenschale	ist. Mit Zitronenschale würzen und evtl. noch mit etwas Honig süßen.

Glutenfreies Brot

Glutenfreies Brot		
350 g	Glutenfreie Brotbackmischung von Pauly	*Zubereitung:* Die Brotbackmischung mit den Samen vemischen. Die Hefe im
50 g	Kürbiskerne	lauwarmem Wasser auflösen und mit dem Rührgerät unter die Brot-
50 g	Sesam	backmischung rühren. 10 Min.
50 g	Quinoa	quellen lassen. Den Teig nochmals durchrühren.
500 ml	lauwarmes Wasser	Sollte er zu fest sein, noch 2–3 EL Wasser unterrühren.
30 g	Hefe	Eine Kastenform mit dem Öl einölen. Den Teig mit dem Teig-
1 EL	Öl	schaber in die Form geben, glatt streichen und im vorgeheizten Backofen bei 210 °C etwa 60 Min. backen.

Tip: Eine Tasse Wasser in den Backofen stellen.

Tip: Auch im Waffeleisen läßt sich der Brotteig zu einer Art Knäckebrot backen.

Heilnahrung ohne tierisches Eiweiß – 1. Woche

	Montag	Dienstag	Mittwoch	Donnerstag	Freitag	Samstag	Sonntag
Frühstück	• Müsli 1 mit Mandelmilch • Himbeeraufstrich • Knäckebrot	• Müsli 2 mit Sojamilch • Haselnußaufstrich • Sesamvollkornbrötchen	• Müsli 3 mit Feigenmilch • vegetarische Pastete • Knäckebrot	• Müsli 4 mit Kokosmilch • Hülsenfrucht aufstrich • Vollkornbrötchen	• Müsli 5 mit Bananenmilch • Avocado-Fenchelcreme • Vollkornbrot	• Müsli 6 mit Nußmilch • griechischer Aufstrich • Sonnenblumenvollkornbrötchen	• Müsli 7 mit Fruchtsaft • Tofucreme • Knäckebrot
Mittagessen	• Rohkostplatte • Hafer-Tofu-Gemüse • Obstsalat mit Sonnenblumensprossen	• Rohkostplatte • Gerstenring mit Zucchiniragout • Obst der Saison mit Nüssen	• Rohkostplatte • Kartoffelauflauf • Himbeeren mit Weizenkeimlingen	• Rohkostplatte • Roggengrütze • Grapefruitcocktail	• Rohkostplatte • Bircherkartoffeln mit Kräutertofusauce • Orangensalat mit Kürbiskeimlingen	• Rohkostplatte • Hirse-Zucchini-Pfanne	• Rohkostplatte • Kräuterpolenta mit Tomatensauce
Abendessen	• Rohkostplatte • indischer Reissalat mit Kichererbsensprossen	• Rohkostplatte • Azukibohnenaufstrich • Vollkornbrot • Knäckebrot • Reiskräcker	• Rohkostplatte • Avocadocreme, indisch • Vollkornbrot • Knäckebrot • Reiskräcker	• Rohkostplatte • Tofusalat • Vollkornbrot • Knäckebrot • Reiskräcker	• Rohkostplatte • Gemüsehirse an Paprikasauce	• Rohkostplatte • indischer Brotaufstrich • Vollkornbrot • Knäckebrot • Reiskräcker	• Rohkostplatte • Pellkartoffeln mit grüner Tofusauce

Tip: Zwischen den Mahlzeiten trinken: Kräutertees, Wasser, Fruchtsaft ½ mit Wasser verdünnt (☞ Seite 39).

Tip: Bei Bedarf Obst, Obstsalat oder Beeren mit Nußmus essen.

Heilnahrung ohne tierisches Eiweiß – 2. Woche

	Montag	Dienstag	Mittwoch	Donnerstag	Freitag	Samstag	Sonntag
Frühstück	• Müsli 1 mit Mandelmilch • Himbeeraufstrich • Knäckebrot	• Müsli 2 mit Sojamilch • Haselnußaufstrich • Sesamvollkornbrötchen	• Müsli 3 mit Feigenmilch • vegetarische Pastete • Knäckebrot	• Müsli 4 mit Kokosmilch • Hülsenfruchtaufstrich • Vollkornbrötchen	• Müsli 5 mit Bananenmilch • Avocado-Fenchelcreme • Vollkornbrot	• Müsli 6 mit Nußmilch • Griechischer Aufstrich • Sonnenblumenvollkornbrötchen	• Müsli 7 mit Fruchtsaft • Tofucreme • Knäckebrot
Mittagessen	• Rohkostplatte • Dinkelnudeln mit grüner Nußsauce • Brombeerspeise	• Rohkostplatte • Kartoffel-Pilz-Gratin • Obstsalat mit Sesamsprossen	• Rohkostplatte • Getreidemüslirösti • Birnenmus mit Hafersprossen	• Rohkostplatte • Vollkornkräutercrêpes • Erdbeercreme	• Rohkostplatte • Weizengemüse an Linsengemüsemus • Apfel in Zitronensahne und Weizensprossen	• Rohkostplatte • Naturreisrisotto mit Tomatenwürfeln • schwarze Johannisbeeren an Zimtschaum	• Rohkostplatte • Kartoffelknödel • Pflaumenmus
Abendessen	• Rohkostplatte • gefüllte Tomaten • Vollkornbrot	• Rohkostplatte • Grünkernrisotto	• Rohkostplatte • Avocado-Fenchel-Champignoncreme • Vollkornbrot • Knäckebrot	• Rohkostplatte • Griechischer Brotaufstrich • Vollkornbrot • Knäckebrot	• Rohkostplatte • Mangold-Bataten-Gratin	• Rohkostplatte • Gefüllte Gurke • Vollkornbrot • Knäckebrot	• Rohkostplatte • Tofu-Kräuter-Salat • Vollkornbrot • Knäckebrot

Tip: Zwischen den Mahlzeiten trinken: Kräutertees, Wasser, Fruchtsaft ½ mit Wasser verdünnt (☞ Seite 39).

Tip: Bei Bedarf Obst, Obstsalat oder Beeren mit Nußmus essen.

Erste Woche – 1. Tag

Mittagessen	Frischkost mit Sauce Nr. 1, Hafer-Tofu-Gemüse, Obstsalat mit Sonnenblumensprossen	

Hafer-Tofu-Gemüse

		Zubereitung:
3 EL	Haferkerne ca. 45 g	Hafer waschen und zusammen mit dem Gemüse in 1 TL Öl anschwitzen. Gemüsebrühe angießen, aufkochen und auf kleiner Flamme 15–20 Min. ausquellen lassen. Mit Koriander und Fenchel würzen. Inzwischen die Tofuwürfel mit Sojasauce und Curry marinieren. Im restlichen Öl den Tofu erhitzen und über das Hafergemüse geben. Mit Meersalz und Pfeffer würzen, mit Petersilie bestreuen.
100 ml	Gemüsebrühe	
1 EL	Zwiebelwürfel	
1 EL	Selleriewürfel	
1 EL	Möhrenwürfel	
1 EL	Lauchwürfel	
2 TL	Olivenöl	
50 g	Tofu in Würfel	
	Gewürze: Koriander, Fenchel, Curry, Sojasauce, Pfeffer, Meersalz.	

Obstsalat mit Sonnenblumensprossen

		Zubereitung:
½	Apfel	Aus den Früchten einen Salat bereiten. Mit Sanddorn marinieren und mit Sonnenblumensprossen bestreuen.
½	Banane	
1 TL	Sanddorn honiggesüßt	
1 EL	Beerenfrüchte der Saison	
1 EL	Sonnenblumensprossen	

Tip: Für glutenfreie Kost anstelle von Hafer, Hirse verwenden.

Erste Woche – 1. Tag

Abendessen	Frischkost mit Sauce Nr. 2, Indischer Reissalat mit Kichererbsensprossen

Naturreissalat

3 EL	Naturreis, ca. 45 g	*Zubereitung:*
150 ml	Gemüsebrühe	Reis warm und kalt waschen, in der Gemüsebrühe aufkochen, auf kleiner Flamme 30–40 Min. köcheln lassen, auf der ausgeschalteten Herdplatte nachquellen lassen.
2 EL	saure Sahne/pürierter Tofu	
	Zitronensaft oder Obstessig	Saure Sahne (pürierter Tofu) mit Zitronensaft (Obstessig), Curry und Meersalz pikant abschmekken.
½	Apfel	
½	Banane	Obst in kleine Würfel schneiden und unter die Salatsauce heben. Zum Schluß den ausgekühlten Reis unterziehen und mit den 2 Minuten blanchierten, kalt abgespülten Kichererbsen bestreuen.
1 EL	Kichererbsensprossen	

Tip: Die Keimdauer bei Sonnenblumenkernen beträgt ca. 2 Tage, bei Kichererbsen 3 Tage.

Erste Woche – 2. Tag

Mittagessen	Frischkostteller mit Sauce Nr. 1, Gerstenring mit Zucchiniragout, Obst der Saison mit Nüssen

Gerstenring mit Zucchiniragout

		Zubereitung:
3 EL	Gerstenschrot, ca. 45 g	Gerstenschrot in der Gemüse-brühe zum Kochen bringen, dabei ständig umrühren. Gerste setzt leicht an. 15–20 Min. auf kleinster Flamme köcheln, auf der aus-geschalteten Herdplatte nach-quellen lassen.
100 ml	Gemüsebrühe	
	Salbei, Basilikum	
1 TL	Olivenöl	
1 EL	Zwiebelwürfel	Mit Basilikum und Salbei würzen. Zwiebelwürfel und Knoblauch in Olivenöl anschwitzen, die Zucchiniwürfel dazugeben und bißfest dünsten.
	Knoblauch, Oregano, Meersalz	
100 g	Zucchiniwürfel	
1	Tomate in Würfeln	Kurz vor Garende die Tomaten-würfel unterheben und mit Oregano, Pfeffer und Meersalz würzen. Die Gerste in eine Reisrandform drücken und auf einen Teller stür-zen, mit Zucchiniragout füllen.

Obst der Saison

		Zubereitung:
100–150 g	Obst der Saison	Obst in kleine Stücke schneiden, mit Nußkernen garnieren.
5 g	Nußkerne	

Tip: Für glutenfreie Kost anstelle von Gerste, Reis verwenden.

Erste Woche – 2. Tag

| **Abendessen** | Frischkostteller mit Sauce Nr. 2, Azukibohnenaufstrich, 1 Scheibe Vollkornbrot, 1 Scheibe Knäckebrot oder 1 Scheibe glutenfreies Brot, 1 Reiscracker natur |

Azukibohnenaufstrich

3 EL	Azukibohnen, ca. 45 g
½	Lorbeerblatt, Nelke, Piment
⅛ Ltr.	Gemüsebrühe
30 g	Butter oder Reformmargarine
1 EL	Zwiebelwürfel

Gewürze: Knoblauch, Kräutersalz, Sesam, Thymian, Basilikum, Zitronensaft oder Obstessig.

Zubereitung:
Die Azukibohnen 1 Stunde einweichen, dann in der Gemüsebrühe mit den Gewürzen zum Kochen bringen und auf kleiner Flamme in 1 Stunde weichkochen.
Die Hälfte der Butter erhitzen, Zwiebelwürfel und Knoblauch darin glasig dünsten, abkühlen.
Die Bohnen pürieren und unter das Buttergemisch rühren.
Mit Kräutern und Zitronensaft (Obstessig) pikant abschmecken und 2–3 Stunden durchziehen lassen.

Tip: Dieser Aufstrich (in 2–3 Portionen aufgeteilt) hält sich im Kühlschrank mehrere Tage.

Tip: Mit roten Linsen ist die Kochzeit nur halb so lange.

Erste Woche – 3. Tag

Mittagessen	Frischkostteller mit Sauce Nr. 1, Kartoffelauflauf, Himbeeren mit Weizenkeimlingen oder für glutenfreie Kost Sonnenblumenkeimlinge

Kartoffelauflauf

120 g	Kartoffeln in Scheiben	*Zubereitung:*
1 EL	Möhrenwürfel	Eine Auflaufform mit Butter ausstreichen.
1 EL	Selleriewürfel	Kartoffeln mit dem Gemüse und
1 EL	Zwiebelwürfel	Tofu schichtweise einfüllen und jede Schicht würzen.
50 g	Tofu in Würfel	Mit Sojamilch und Gemüsebrühe
2 EL	Sojamilch	angießen und ca. 35–40 Min. im Ofen backen.
	Gewürze: Hefeflocken, Muskat, Majoran, Meersalz, etwas Gemüsebrühe.	

Himbeeren mit Weizenkeimlingen

100 g	Himbeeren	*Zubereitung:*
1 EL	Sahne, etwas Honig	Sahne mit Honig verrühren, die Weizenkeimlinge unterziehen
1 EL	Weizenkeimlinge	und über die Himbeeren geben.

Erste Woche −3. Tag

| **Abendessen** | Frischkostteller mit Sauce Nr. 2, Avocadocreme „indisch", 1 Scheibe Vollkornbrot, 1 Scheibe Knäckebrot oder 1 Scheibe glutenfreies Brot, 1 Reiscracker natur |

Avocadocreme „indisch"

½	Avocado, ca. 100 g
50 g	Kürbis geraspelt
1 EL	Zwiebelwürfel
50 g	Möhren geraspelt

Gewürze: Ingwer, Sojasauce, Zitronensaft oder Obstessig, Meersalz.

Zubereitung:
Avocadofruchtfleisch mit Gabel zerdrücken. Die übrigen Zutaten untermischen und pikant abschmecken.

Erste Woche – 4. Tag

Mittagessen	Frischkostteller mit Sauce Nr. 1, Roggengrütze, Grapefruitcocktail

Roggengrütze

3 EL	grobes Roggenschrot
⅛ Ltr.	Gemüsebrühe
1 EL	Zwiebelwürfel
1 TL	Butter
1 TL	Sesam
3 EL	feine Rote Beete-Würfel
1–2 EL	saure Sahne/gemahlene Nüsse

Gewürze: Wacholder, Piment, Rosmarin, Thymian, Lorbeer, Kümmel, Meersalz, Pfeffer.

Zubereitung:
Die Gemüsebrühe mit den Gewürzen erwärmen, Schrot dazugeben und auf kleiner Flamme 15–20 Min. kochen. Auf der ausgeschalteten Herdplatte nachquellen lassen.
Zwiebel in Butter andünsten, Rote-Beete-Würfel und 2 EL Gemüsebrühe dazugeben und gar dünsten, pürieren und würzen.
Saure Sahne (gemahlene Nüsse) unter das Mus ziehen.
Die Grütze auf einem Teller anrichten, mit dem Mus garnieren und mit Sesam bestreuen.

Grapefruitcocktail

½	Grapefruit
1 EL	Sahne
1 TL	Honig
	Ingwer, frisch oder gemahlen

Zubereitung:
Das Fruchtfleisch in gleichmäßige Segmente schneiden.
Sahne mit Honig verrühren, pikant mit Ingwer abschmecken und über die Grapefruit geben.

Tip: Bei Unverträglichkeit von Zitrusfrüchten anstelle von Grapefruit, Banane verwenden

Erste Woche – 4. Tag

Abendessen	Frischkostteller mit Sauce Nr. 2, Tofusalat, 1 Scheibe Vollkornbrot, 1 Scheibe Knäckebrot oder 1 Scheibe glutenfreies Brot, 1 Reiscracker natur

Tofusalat

50 g	Tofu in kleine Würfel	*Zubereitung:*
1 EL	Sonnenblumenöl, kaltgepreßt	Meersalz in Obstessig auflösen, das Öl dazuschlagen.
1 EL	Tomatenwürfel	Kräuter, Zwiebel und Tofu unterheben und ziehen lassen.
1 EL	Zwiebelwürfel	Tomaten- und Avocadowürfel locker unter den Salat heben.
1 TL	gehackte Kräuter	
½	Avocado in Würfel	
	Gewürze: Meersalz, Pfeffer, Obstessig.	

Erste Woche – 5. Tag

Mittagessen	Frischkostteller mit Sauce Nr. 1, Bircher-Kartoffeln mit Kräutertofusauce, Orangensalat mit Kürbiskeimlingen

Bircher-Kartoffeln

2–3	kleine Kartoffeln mit Schale, gut gewaschen	*Zubereitung:* Kartoffeln der Länge nach halbieren, Schnittfläche nach unten auf ein gefettetes und mit Kräutersalz bestreutes Backblech legen. Oberseite der Kartoffeln mit Öl bestreichen und ebenfalls mit Kräutersalz und Gewürzen estreuen. Im vorgeheizten Ofen bei 180°C ca. 20–30 Min. backen.
	Gewürze: Kümmel, Majoran, Kräutersalz.	

Kräutertofusauce

50 g	Tofu fein geraspelt	*Zubereitung:* Alle Zutaten im Mixer 20 Sekunden pürieren bis eine glatte Masse entsteht. Mit Kräutern und Salz pikant abschmecken.
2 EL	Sonnenblumenöl, kaltgepreßt	
1 EL	gehackte Kräuter, Basilikum, Oregano	
1–2 TL	Zitronensaft oder Obstessig	
	Meersalz, Sojasauce	

Orangensalat

2	kleine Orangen	*Zubereitung:* Orangen filieren und in Glasschälchen anrichten. Mit Sanddorn übergießen und mit Kürbiskeimlingen bestreuen.
1 EL	Sanddorn honiggesüßt	
1 EL	Kürbiskeimlinge	

Tip: Bei Unverträglichkeit von Zitrusfrüchten anstelle von Orangen, Melone oder Apfel verwenden

Erste Woche – 5. Tag

Abendessen	Frischkostteller mit Sauce Nr. 2, Gemüsehirse an Paprikasauce

Gemüsehirse an Paprikasauce

3 EL	Hirse ca. 45 g	*Zubereitung:*
⅛ Ltr.	Gemüsebrühe	Hirse warm und kalt abspülen und zusammen mit dem Gemüse anschwitzen.
1 EL	Selleriewürfel	Gemüsebrühe angießen, aufkochen und auf kleiner Flamme 5–10 Min. köcheln lassen, dann auf der ausgeschalteten Herdplatte nachquellen lassen.
1 EL	Zwiebelwürfel	
1 EL	Erbsen	
1 EL	Möhrenwürfel	
1 TL	Öl	Mit Dill, Koreander und Meersalz würzen.
	Gewürze: Dill, Koreander, Meersalz.	Inzwischen die Paprika dünsten, pürieren und mit der Sahne aufschlagen, zur Hirse reichen.
½	Paprikaschote rot, gewürfelt	
1–2 EL	Sahne	

Erste Woche – 6. Tag

Mittagessen Frischkostteller mit Sauce Nr. 1, Hirse-Zucchini-Pfanne, Bananensalat mit Sesamsprossen

Hirse-Zucchini-Pfanne

3 EL	Hirse	*Zubereitung:*
⅛ Ltr.	Gemüsebrühe	Die Hirse warm und kalt waschen, mit Gemüsebrühe aufkochen und auf kleiner Flamme 5–10 Min. köcheln.
50 g	Zucchini grob geraspelt	
1 EL	Zwiebelwürfel	Auf der ausgeschalteten Herdplatte nachquellen lassen. Mit Basilikum und Dill würzen.
1 TL	Öl	
1 EL	Sahne	Das Olivenöl erhitzen, Zwiebel, Knoblauch und Tofuwürfel anschwitzen, die Zucchini dazugeben und bißfest dünsten.
50 g	Tofu	
	Meersalz, Pfeffer	Die Sahne angießen und über die angerichtete Hirse geben.
	Gewürze: Dill, Basilikum, Knoblauch, Oregano.	

Bananensalat

1	reife Banane	*Zubereitung:*
	etwas Aprikosensaft	Die Banane schälen, halbieren und eine Hälfte mit einer Gabel zerdrücken.
1 Prise	Zimt	Soviel Aprikosensaft unterrühren, bis eine cremige Masse entstanden ist. Mit Zimt, Ingwer und Zitronenschale abschmecken.
1 Prise	Ingwer	
1 EL	Sesamsprossen	Die andere Hälfte in Scheiben schneiden und zusammen mit den Sesamsprossen über das angerichtete Mus geben.
	etwas abgeriebene unbehandelte Zitronenschale oder Ingwer	

Erste Woche – 6. Tag

Abendessen	Frischkostteller mit Sauce Nr. 2, Indischer Brotaufstrich, 1 Scheibe Vollkornbrot, 1 Scheibe Knäckebrot oder 1 Scheibe glutenfreies Brot, 1 Reiscracker natur

Indischer Brotaufstrich (zwei Portionen)

1 TL	Sesamöl
2 EL	feine Selleriewürfel
1 EL	Zwiebelwürfel
¼	Apfel fein gewürfelt
	Gewürze: Curry, Kukuma, Pfeffer, Meersalz.
1 EL	kräftige Gemüsebrühe
1 EL	Mandelsplitter
50 g	Butter oder Pflanzenmargarine

Zubereitung:
Sesamöl erwärmen, Sellerie- und Zwiebelwürfel darin anschwitzen. Mit Pfeffer, Salz, Curry und Kukuma würzen. Apfelwürfel und Gemüsebrühe dazugeben und zugedeckt das Gemüse bißfest dünsten. Die Mandelsplitter ohne Fettzugabe hellbraun rösten. Die Butter schaumig rühren, das abgekühlte Gemüse und die Mandelsplitter unterheben und 2–3 Stunden durchziehen lassen. Hält sich im Kühlschrank mehrere Tage.

Erste Woche – 7. Tag

Mittagessen	Frischkostteller mit Sauce Nr. 1, Kräuterpolenta mit Tomatensauce, Melonensalat mit Gerstensprossen, oder für glutenfreie Kost Hirsesprossen

Kräuterpolenta

1 TL	Olivenöl	*Zubereitung:*
1 EL	Zwiebelwürfel	Olivenöl erhitzen, Zwiebelwürfel und Knoblauch darin anschwitzen.
1	Messerspitze Knoblauch	Gemüsebrühe dazugießen, würzen und Maisgrieß einstreuen,
180 ml	Gemüsebrühe	zum Kochen bringen.
3 EL	Maisgrieß, 45 g	Auf kleiner Flamme ca. 10–15 Min. kochen, dann auf der aus-
	Muskat, Meersalz, Pfeffer	geschalteten Herdplatte aus- quellen lassen.
1 EL	frisch gehackte Kräuter wie Peter- silie, Thymian, Koreander	Die frischgehackten Kräuter unterheben.

Melonensalat

150 g	Melonenfruchtfleisch	*Zubereitung:*
1 EL	Sahne	Die Sahne mit Sanddorn ver- rühren, die Nüsse und
1 EL	Sanddorn honiggesüßt	Gerstensprossen unterziehen und über die Melone geben.
1 EL	Haselnüsse grob gehackt	
1 EL	Gerstensprossen	

Erste Woche – 7. Tag

Abendessen	Frischkostteller mit Sauce Nr. 2, Pellkartoffeln mit grüner Tofusauce

Pellkartoffeln

2–3	kleine Kartoffeln (ca. 200 g)	*Zubereitung:* Kartoffeln als Pellkartoffeln zubereiten.

Grüne Sauce

50 g	Tofu	*Zubereitung:* Tofu mit Öl und Zitronensaft (Obstessig) pürieren. Mit den Kräutern pikant abschmecken und evtl. mit Salz und Pfeffer würzen.
1 EL	Sonnenblumenöl	
	etwas Zitronensaft oder Obstessig	
2 EL	frisch gehackte Kräuter wie Petersilie, Borretsch, Schnittlauch, Estragon, Sauerampfer, Brennessel, Kerbel, Zitronenmelisse	

Zweite Woche – 1. Tag

Mittagessen	Frischkostteller mit Sauce Nr. 1, Dinkelnudeln mit grüner Nußsauce, Brombeerspeise

Dinkelnudeln (vier Portionen)

200 g	feines Dinkelvollkornmehl	*Zubereitung:* Aus den Zutaten einen elastischen Nudelteig bereiten und 30 Min. ruhen lassen.
2–3 EL	kaltgepreßtes Olivenöl	
150 ml	lauwarmes Wasser	Dann dünn ausrollen, in eine beliebige Form schneiden.
	Meersalz	In reichlich Salzwasser bißfest kochen.

Grüne Nußsauce (vier Portionen)

½	Bund Petersilie abgezupft	*Zubereitung:* Alle Zutaten zusammen im Mixer pürieren.
1	kleine Chilischote	
50 g	weiße Mandeln	Mit Meersalz und Pfeffer würzen und über die heißen Nudeln geben.
25 g	Walnußkerne	
4 EL	kaltgepreßtes Sonnenblumenöl	
	Meersalz, schwarzer Pfeffer	

Brombeerspeise

25 g	Tofu	*Zubereitung:* Den Tofu zusammen mit Honig, Sanddorn, Sojamilch und Nuß- mus pürieren.
1 TL	Honig	
1 TL	Sanddorn	Die Sauce auf einen gekühlten Teller geben und die Früchte dar- über verteilen.
1 EL	Sojamilch	
1 TL	Nußmus	
3 EL	Brombeeren	
1 EL	getrocknete Aprikosenwürfel	

Tip: Für glutenfreie Kost anstelle von Dinkelnudeln, glutenfreie Teigwaren aus dem Reformhaus verwenden.

Zweite Woche – 1. Tag

Abendessen – Frischkostteller mit Sauce Nr. 2, gefüllte Tomaten, 1 Scheibe Vollkornbrot, 1 Scheibe Knäckebrot oder 1 Scheibe glutenfreies Brot, 1 Reiscracker natur

Gefüllte Tomaten

2	große Tomaten
	etwas Obstessig
1 EL	kaltgepreßtes Sonnenblumenöl
25 g	Tofu, kleingewürfelt
1 EL	Zwiebelwürfel
1 EL	Paprikawürfel
2 EL	Weizensprossen
1 EL	Apfelwürfel
	Gewürze: Koreander, Pfeffer, Meersalz.

Zubereitung:
Die Tomaten halbieren, das Kerngehäuse herausnehmen.
Das Salz in Obstessig auflösen, das Öl darunter schlagen, übrige Zutaten dazumischen und kräftig würzen.
Den Salat in die Tomaten füllen und mit Petersilie garnieren.

Tip: Für glutenfreie Kost anstelle von Weizensprossen, Kürbissprossen verwenden.

Zweite Woche – 2. Tag

Mittagessen   Frischkostteller mit Sauce Nr. 1, Kartoffel-Pilz-Gratin,
Obstsalat mit Sesamsprossen

Kartoffel-Pilz-Gratin

2–3	kleine Kartoffeln, 180 g	*Zubereitung:*
50 g	Champignons	Kartoffeln schälen, in dünne Scheiben schneiden und in eine
1 EL	Zwiebelwürfel	gefettete Auflaufform schichten.
1 TL	Olivenöl	Olivenöl erhitzen, die Zwiebel- würfel glasig dünsten, die Cham-
3 EL	Sojamilch	pignons ebenfalls mit andünsten. Hafermehl einstreuen, mit der
1 TL	Hafervollkornmehl	Milch ablöschen und kräftig würzen.
	Gewürze: Thymian, Petersilie, Meersalz, Pfeffer.	Die Masse über die Kartoffeln geben und im Ofen 30–40 Min. backen.

Obstsalat

100–150 g	Obst der Saison	*Zubereitung:*
1 EL	Sanddorn, honiggesüßt	Aus dem Obst einen Salat bereiten.
1 EL	Sesamsprossen	Mit Sanddorn marinieren und mit den Sesamsprossen bestreuen.

Tip: **Für glutenfreie Kost anstelle von Hafervollkornmehl, Reisflocken verwenden.**

Zweite Woche – 2. Tag

Abendessen   Frischkostteller mit Sauce Nr. 2, Grünkernrisotto

Grünkernrisotto

1 TL	Olivenöl
2–3 EL	Grünkern, ca. 45 g
1 EL	Zwiebelwürfel
100 ml	Gemüsebrühe
1 TL	Hefeflocken
2 EL	Lauchwürfel
1 EL	Petersilienwurzelwürfel

Gewürze: Estragon, Basilikum.

Zubereitung:
Das Olivenöl erhitzen und die Zwiebelwürfel mit dem Grünkern anschwitzen. Mit Gemüsebrühe angießen, aufkochen und 15 Min. auf kleiner Flamme köcheln. Nach 5 Min. Petersilienwurzel und nach 10 Min. Lauch hinzufügen.
Mit Hefeflocken abschmecken.

Tip: Für glutenfreie Kost anstelle von Grünkern, Reis oder Mais verwenden. Andere Garzeiten beachten!

Zweite Woche – 3. Tag

Mittagessen	Frischkostteller mit Sauce Nr. 1, Getreidemüslirösti, Birnenmus mit Hafersprossen

Getreidemüslirösti

3 EL	Kruskamischung, 45 g ganz grob geschrotet	*Zubereitung:*
		Das Getreideschrot in der Gemüsebrühe ca. 20 Min. auf
⅛ Ltr.	Gemüsebrühe	kleiner Flamme kochen und auf der ausgeschalteten Herdplatte
1 EL	Olivenöl	ausquellen lassen.
4 EL	Gemüsestreifen	Inzwischen die Hälfte des Olivenöls erhitzen, das Gemüse darin
	Gewürze: Liebstöckel, Thymian, Curry, Koreander, Rosmarin, Estragon.	glasig dünsten und unter das Getreide mischen. Mit den Gewürzen kräftig abschmecken und mit dem restlichen Öl wie Rösti zubereiten.

Birnenmus mit Hafersprossen

150 g	Birne	*Zubereitung:*
	etwas Zitronensaft oder Sanddorn	Die Birne nach Belieben fein oder grob raspeln und sofort mit Zitronensaft (Sanddorn) vermischen.
1 Prise	Zimt	Mit Zimt und Ingwer abschmecken.
1 Prise	Ingwer	Mit Sahne und den Hafersprossen garnieren.
1 EL	Sahne, gesüßt aufgeschlagen	
1 EL	Hafersprossen	

Tip: Für glutenfreie Kost anstelle von Getreide, feingeriebene rohe Kartoffeln verwenden.

Tip: Für glutenfreie Kost anstelle von Hafersprossen, Sesamsprossen verwenden.

Zweite Woche – 3. Tag

Abendessen	Frischkostteller mit Sauce Nr. 2, Avocado-Fenchel-Champignoncreme, 1 Scheibe Vollkornbrot, 1 Scheibe Knäckebrot oder 1 Scheibe glutenfreies Brot, 1 Reiscracker natur

Avocado-Fenchel-Champignoncreme

¼	Avocado
20 g	feingehackter Fenchel
20 g	Champignons geraspelt
1 EL	Zwiebelwürfel

Gewürze: feingehackte Zitronenmelisse, Meersalz, Pfeffer, Fenchelkraut.

Zubereitung:
Avocadofleisch mit dem Stabmixer pürieren.
Zwiebel, Champignons und Fenchel unterheben, mit Kräutern und Gewürzen kräftig würzen.
½ Stunde kühlstellen.

Zweite Woche – 4. Tag

Mittagessen	Frischkostteller mit Sauce Nr. 1, Vollkorn-Kräuter-Crêpes, Erdbeercreme

Vollkorn-Kräuter-Crêpes

3 EL	feines Weizenvollkornmehl, 45 g	*Zubereitung:*
ca. 12 EL	Sojamilch	Die Sojamilch mit dem Weizenmehl und den Gewürzen zu einem
2 EL	Sahne	glatten Teig verrühren und
2 EL	feingehackter Mangold	mindestens eine halbe Stunde quellen lassen.
1 EL	feingehackte Zwiebel	Dann Mangold und Zwiebel dazu geben, kräftig durchmischen.
	Gewürze: Meersalz, Muskat.	In einer leicht geölten Pfanne dünne Crêpes backen
1 EL	Olivenöl	

Erdbeercreme

100 g	Erdbeeren	*Zubereitung:*
1 TL	Honig	Die Hälfte der Erdbeeren zerdrücken, mit Honig und Sanddorn
1 TL	Sanddorn	abschmecken.
2 EL	Sahne	Die Sahne leicht anschlagen, das Erdbeermus unterheben.
		Die Creme in eine gekühlte Dessertschale füllen.
		Mit den restlichen Früchten garnieren.

Tip: Für glutenfreie Kost anstelle von Weizenvollkornmehl, Reis-, Mais- und Buchweizenmehl verwenden.

Zweite Woche – 4. Tag

Abendessen	Frischkostteller mit Sauce Nr. 2, Griechischer Brotaufstrich, 1 Scheibe Vollkornbrot, 1 Scheibe Knäckebrot oder 1 Scheibe glutenfreies Brot, 1 Reiscracker natur

Griechischer Brotaufstrich

1 EL	Sonnenblumenöl	*Zubereitung:*
	etwas Zitronensaft oder Obstessig	Das Salz im Zitronensaft auf-
1 Prise	Meersalz	lösen, nach und nach das Öl und den Tofu dazurühren.
50 g	Tofu feingerieben	Das Gemüse unterheben und
1 EL	grob gehackte Oliven	kräftig mit Pfeffer, Thymian, Basilikum und Knoblauch
1 EL	Paprikawürfel grün	würzen.
1 EL	Zwiebelwürfel	
1 EL	Tomatenwürfel	
	Gewürze: Pfeffer, Thymian, Basilikum, Knoblauch.	

Zweite Woche – 5. Tag

Mittagessen	Frischkostteller mit Sauce Nr. 1, Weizengemüse an Linsengemüsemus, Apfel in Zitronensahne und Weizensprossen

Weizengemüse

		Zubereitung:
3 EL	Weizen	Den Weizen waschen und mindestens 8 Stunden in der Gemüsebrühe einweichen.
⅛ Ltr.	ungesalzene Gemüsebrühe	
1 EL	Linsen	Dann zum Kochen bringen und auf kleiner Flamme 1 Stunde köcheln, würzen und auf der ausgeschalteten Herdplatte nachquellen lassen.
50 ccm	Gemüsebrühe	
1 EL	feine Zwiebelwürfel	
3 EL	feine Gemüsewürfel	
	Gewürze: Koreander, Muskat, Piment, Selleriesalz, Öl.	Inzwischen die Linsen weichkochen, pürieren, mit Essig, Meersalz und Pfeffer abschmecken. Die Gemüsewürfel in etwas Öl dünsten, die Hälfte unter den Weizen mischen, den Rest unter die Sauce mischen.
1 EL	saure Sahne/pürierter Tofu	
	etwas Essig	Die saure Sahne (pürierter Tofu) unter die Sauce rühren, auf einem Teller anrichten und das Weizengemüse darauf geben.

Apfel in Zitronensahne

		Zubereitung:
100 g	Apfel	Sanddorn mit Zitronensaft und Sahne zu einer Sauce verrühren.
1 TL	Sanddorn honiggesüßt	
1 EL	Sahne	Über den in feine Spalten geschnittenen Apfel geben.
	etwas Zitronensaft	Mit den Weizensprossen bestreuen.
1 EL	Weizensprossen	

Tip: Für glutenfreie Kost anstelle von Weizen, Mais und statt Weizensprossen, Sonnenblumensprossen verwenden.

Zweite Woche – 5. Tag

Abendessen	Frischkostteller mit Sauce Nr. 2, Mangold-Bataten-Gratin, Obst der Saison

Mangold-Bataten-Gratin

1 TL	Olivenöl
1 EL	Zwiebelwürfel
50 g	Mangold in Würfeln
50 g	Tofuwürfel
2 EL	Sojamilch
	Gewürze: Muskat, Curry, Pfeffer, Petersilie, Sojasauce.
1 TL	Butter
180 g	Bataten in dünnen Scheiben

Zubereitung:
Das Olivenöl erhitzen, die Zwiebel- und Mangoldwürfel darin glasig dünsten.
Die Sojamilch mit Curry und Sojasauce mischen und den Tofu darin marinieren.
Eine Auflaufform mit Butter einfetten.
Bataten schichtweise mit Gemüse und Tofu einschichten, dabei jede Schicht würzen, Sojamilch angießen.
Bei 175 °C 30–40 Min. backen.

Zweite Woche – 6. Tag

Mittagessen — Frischkostteller mit Sauce Nr. 1, Naturreisrisotto mit Tomatenwürfeln, Schwarze Johannisbeeren an Zimtschaum

Naturreisrisotto

1 TL	Olivenöl
1 EL	Zwiebelwürfel
3 EL	Naturreis
⅛ Ltr.	Gemüsebrühe
1	Tomate in Würfel
50 g	Tofu in Würfel
	Gewürze: Basilikum, Oregano, Meersalz, Pfeffer.
	etwas Zitronensaft oder Obstessig
1 TL	Butter

Zubereitung:
Das Olivenöl erhitzen, die Zwiebelwürfel und den Reis darin glasig schwitzen. Gemüsebrühe dazugießen, aufkochen und auf kleiner Flamme 30–40 Min. köcheln lassen.
Den Tofu mit Zitronensaft (Obstessig), Basilikum und Oregano vermischen.
Butter erwärmen, den Tofu darin erhitzen, die Tomate dazugeben. Mit Meersalz und Pfeffer würzen und über den angerichteten Reis geben.

Schwarze Johannisbeeren an Zimtschaum

2 EL	Sahne
1 TL	Sanddorn honiggesüßt
	Zimt
100 g	schwarze Johannisbeeren
	etwas abgeriebene unbehandelte Zitronenschale oder Ingwer

Zubereitung:
Die Sahne anschlagen und mit Sanddorn und Zimt vermischen. Die Hälfte der Beeren unter die Sahne ziehen, die restlichen auf die Masse geben.
Mit Zitronenschale (Ingwer) verzieren.

Zweite Woche – 6. Tag

Abendessen	Frischkostteller mit Sauce Nr. 2, Gefüllte Gurke, 1 Scheibe Vollkornbrot, 1 Scheibe Knäckebrot oder 1 Scheibe glutenfreies Brot, 1 Reiscracker natur

Gefüllte Gurke

1 EL	Sesam	*Zubereitung:*
20 g	Butter	Den Sesam etwas anrösten und abkühlen lassen.
1 EL	Sahne	Inzwischen die Butter schaumig rühren. Sesam, Sahne und
1 TL	Zwiebelwürfel	Zwiebelwürfel unterheben,
	Gewürze: Meersalz, Pfeffer.	mit Meersalz und Pfeffer abschmecken.
150 g	Salatgurke, ausgehöhlt	Die Masse in die ausgehöhlte Gurke füllen und mit Rog-
1 EL	Roggensprossen	gensprossen bestreuen.

Tip: Für glutenfreie Kost anstelle von Roggensprossen, Senfsprossen verwenden.

Zweite Woche – 7. Tag

Mittagessen	Frischkostteller mit Sauce Nr. 1, Kartoffelknödel mit Linsensprossen mit Kräuterbutter, Rohes Pflaumenmus mit Nußsahne

Kartoffelknödel

180 g	Pellkartoffeln	*Zubereitung:* Die noch heißen Pellkartoffeln schälen und durch die Kartoffel-
1–2 EL	feines Hafermehl	presse drücken und zusammen mit den Gewürzen, dem Hafer-
	Gewürze: Kräutersalz, Muskat, Pfeffer.	mehl und den Linsensprossen zu einem Teig verkneten.
1 EL	Linsensprossen	Die Masse zu Knödel formen und in reichlich siedendem Salz-
1 TL	gehackte Kräuter	wasser ca. 15 Min. garen. Die Butter zusammen mit den Kräutern über die angerichteten Knödel geben.

Pflaumenmus

3 Stück	getrocknete Pflaumen, ein-geweicht	*Zubereitung:* Pflaumen entsteinen und mit dem Honig pürieren, mit Zimt und
50 g	frische Pflaumen	Ingwer abschmecken. Sahne leicht anschlagen, das
	fester Honig, Zimt, Ingwer	Nußmus unterheben und über das Pflaumenmus geben.
1 EL	Sahne	
1 TL	Nußmus	

Tip: Für glutenfreie Kost anstelle von Hafermehl, Hirseflocken verwenden.

Zweite Woche – 7. Tag

Abendessen	Frischkostteller mit Sauce Nr. 2, Tofu-Kräutersalat, 1 Scheibe Vollkornbrot, 1 Scheibe Knäckebrot oder 1 Scheibe glutenfreies Brot, 1 Reiscracker natur, Obst der Saison

Tofusalat

	Obstessig, Kräutersalz	*Zubereitung:*
1 EL	kaltgepreßtes Sonnenblumenöl	Kräutersalz in Obstessig auflösen, Öl dazu schlagen, mit Knoblauch, Meersalz und Pfeffer würzen.
	etwas Knoblauch	
1 TL	Zwiebelwürfel	Den Tofu mit den Zwiebelwürfeln unterheben und durchziehen lassen.
2 EL	Radieschensprossen	
50 g	Tofu in Würfeln	Inzwischen Kräuter grob hacken und zusammen mit den Sprossen unter den Salat mischen.
1 EL	*Gewürze:* Basilikum, Petersilie, Thymian.	

6. Literatur- und Adressverzeichnis

6.1 Literaturverzeichnis

Medizinische Grundlagen

Adam, O.: Entzündungshemmende Ernährung bei rheumatischen Erkrankungen. Ernährungs-Umschau (41) (1994) 222–225

Adam, O.: Rheumatische Erkrankungen. In: Schauder, P., Ollenschläger, G.: Praktische Ernährungsmedizin (1999) 232–242

Bitsch, T.: Klinikleitfaden Rheumatologie. Urban &Fischer, München 1997

Bruker, M.O.: Rheuma. Ursache und Heilbehandlung. EMU-Verlag, Lahnstein, 1999

Haugen, M.: Diet and rheumatic diseases. The Norwegian Woman's Public health Association. Universität Oslo 1995

Heine, H.: Lehrbuch der biologischen Medizin. Lehrbuch der biologischen Medizin. Hippokrates, Stuttgart 1997

Kasper, H.: Ernährungsmedizin und Diätetik. Urban & Fischer, München 2000

Kjeldsen-Kragh, J., Haugen, M., Borchgrevink, M., u. a.: Controlled trial of fasting and one year vegetarian diet in theumatoid arthritis. Lancet (1991) 899-902

Lasch, K.: Zur Möglichkeit der Ernährungstherapie bei chronischer Polyarthritis. Dissertation, Institut für Ernährung und Umwelt, Jena 1997

Lützner, H.: Aktive Diätetik. Hippokrates, Stuttgart, 1993

Schauder, P., Ollenschläger, G. (Hrsg.): Praktische Ernährungsmedizin. Prävention und Therapie. Urban & Fischer, München 1999

Heil- und Vollwerternährung, Fasten

Adam, O.: Diät und Rat bei Rheuma und Osteoporose. Hädecke-Verlag, Weil der Stadt 1994

Adam, O.: Omega-3 Fitness durch Fische und Öle. Hädecke-Verlag, Weil der Stadt 2000

Buchinger, O.: Das Heilfasten. Hippokrates, Stuttgart 1999

Koerber, K., Männle, T., Leitzmann, C.: Vollwert-Ernährung. Haug, Heidelberg 1999

Kollath, W.: Die Ordnung unserer Nahrung. Haug, Heidelberg 1998

Lützner, H: Wie neugeboren durch Fasten. Gräfe und Unzer, München, 2000

Lützner, H.: Million, H.: Richtig essen nach dem Fasten. Gräfe und Unzer, München 2000

Madani, M.: Meine erfolgreiche Rheumadiät, Eigenverlag (anzufordern bei Marlis Madani, Waldstr. 23, 91362 Pretzfeld. Tel: 0 91 94/93 69. Fax: 0 91 94/79 72 73)

Schmiedel, V. (Hrsg.): Ganzheitliche Diätetik. Ernährungsformen, Heilfasten, orthomolekulare Medizin. Aescura im Verlag Urban & Schwarzenberg, München 1998

Watzl, B., Leitzmann, C.: Bioaktive Substanzen in Lebensmitteln. Hippokrates, Stuttgart, 1995

Kochbücher

Danner, H.: Biologisch Kochen und Backen. Econ-Verlag, München 1995

Gutjahr, I.: Die vitalstoffreiche Vollwertkost nach Dr. M.O. Bruker. Goldmann, München 1999

Leitzmann, C., Million, H.: Power Food!. Gräfe und Unzer, München 2000

Leitzmann, C., Million, H.: Vollwertküche für Genießer. Falken-Verlag, Niedernhausen 1999

Million, H.: Vollwert-Ernährung für Übergewichtige, Ernst-Schmidt-Verlag, Pfullendorf

Schnitzer, J. G., Schnitzer, M.: Schnitzer Intensivkost, Schnitzer Normalkost. Schnitzer-Verlag, St. Georgen 1998

Weber, M.: Gesunde Küche für 1 Person. Hädecke-Verlag, Weil der Stadt, 1999

Vollwertkost ohne tierisches Eiweiß

Becker, W.: Lust ohne Reue. 200 Vollwert-Rezepte ohne tierisches Eiweiß. Emu-Verlag, Lahnstein 1997

Danner, H.: Die Naturküche. Vollwertkost ohne tierisches Eiweiß. Econ-Verlag, München 1999

Walker, H.: Vollwertig kochen und backen mit Pfiff, ohne tierisches Eiweiß. Pala Verlag Darmstadt 1999

Glutenfreie Ernährung

Graf-Sittler, F.: Vollwertige glutenfreie Ernährung. Rezepte für die ganze Familie. Schnitzer Verlag St. Georgen 1995

6.2 Adressen

Veranstalter von Seminaren zum Fasten

Ärztegesellschaft Heilfasten und Ernährung
Wilhelm-Beck-Straße 27
88662 Überlingen
Tel.:   0 75 51/80 78 05
Fax: 0 75 51/6 58 89

Deutsche Ferien-/Fasten Akademie (dfa)
Mühlenweg 22
88633 Heiligenberg/Steigen
Tel.:   0 75 54/92 69
Fax: 0 75 54/92 69

Seminare „Heilfasten/Naturheilverfahren im Selbsterlebnis"
Zentralverband der Ärzte für Naturheilverfahren
Promenadenplatz 1
72250 Freudenstadt
Tel.:   0 74 41/21 51
Fax: 0 74 41/8 78 30

Kliniken

Kurpark-Klinik Überlingen
Fachklinik für ernährungsabhängige Krankheiten
Chefarzt Dr. Hölz
Gällerstraße 10
88662 Überlingen/Bodensee
Tel.:   0 75 51/806-0
Fax: 0 75 51/806-237

Klinik Buchinger
Chefarzt Dr. Kuhn
August-Beck-Straße 27
88662 Überlingen/Bodensee
Tel.:   0 75 51/807-0
Fax: 0 75 51/807-889

Klinik Dr. Otto Buchinger
Chefarzt Dr. A. Buchinger
Forstweg 39
31810 Bad Pyrmont
Tel.:   0 52 81/16 60
Fax: 0 52 81/166-450

Krankenhaus Moabit
Prof. Bühring/Dr. Stange
Turmstraße 21
10559 Berlin
Tel.:   0 30/39 76-0
Fax: 0 30/39 76-4999

Klinik für Physiotherapie
Chefarzt Dr. Rohde
Wiltbergstraße 50
13125 Berlin-Buch
Tel.:   0 30/94 17-0
Fax: 0 30/94 17-1109

Malteser-Klinik Dr. v. Weckbecker
Chefärzte Drs. A. u. N. Lischka
Rupprechtstraße 20
97769 Bad Brückenau
Tel.:   0 97 41/83-0
Fax: 0 97 41/83-113

Klinik am Warteberg
Chefarzt Dr. Sawatzki
Werner-Eisenberg-Weg 3
37213 Witzenhausen
Tel.:   0 55 42/506-0
Fax: 0 55 42/506-6155

Waldhausklinik Deuringen
Chefarzt Dr. Manz
86391 Stadtbergen b. Augsburg
Tel.:   08 21/43 05-0
Fax: 08 21/43 05-279

Trinaturale-Fachklinik
Chefarzt Dr. Gaisbauer
85635 Höhenkirchen
Tel.:   0 81 02/8 93-0
Fax: 0 81 02/8 93-84

Klinik Maximilianbad
Chefarzt Dr. Maier
Maximilianstraße 13
88339 Bad Waldsee
Tel.:   0 75 24/9 41 13-0
Fax: 0 75 24/9 41 12-9

Krankenhaus für Ganzheitsmedizin
Abtl. Naturheilkunde
84359 Simbach/Inn
Tel.:   0 85 71/985-0
Fax: 0 85 71/985-103

Habichtswaldklinik
Chefarzt Dr. Schmiedel
34131 Kassel-Wilhelmshöhe
Tel.:   05 61/31 08-0
Fax: 05 61/31 08-858

Österreich:

Sanatorium Felbermayer
Chefarzt Dr. Felbermayer
A-6793 Gaschurn/Montafon
Tel.:   00 43/55 58/86 17-0
Fax: 00 43/55 58/86 17-41

6.3 Antwort-Blatt

Mit Ihrer persönlichen Erfahrung tragen Sie dazu bei, das Wissen gegenüber Rheuma durch Fasten und Ernährung zu erweitern. Wir danken Ihnen, wenn Sie uns die eine oder andere Frage beantworten und Ihre Ernährungserfahrung bekanntgeben. Ihre Antwort schicken Sie an Dr. med. Lützner, Forellenweg 12, 88662 Überlingen

**Ihre bisherige Ernährung und Ihr Rheuma –
haben sie etwas miteinander zu tun?**

1. Ist Ihr Rheuma ernährungsabhängig?
   ❒ ja   ❒ nein   ❒ weiß nicht

2. Welche Art von Rheuma haben Sie?

   ....

   ....

3. Wie lange schon? ....

4. Wie alt sind Sie? ....

5. Verschlimmerung nach welcher Ernährung (einschließlich trinken)?
   Was beobachten Sie?

   ....

   ....

   ....

6. Besserung nach welcher Ernährung? Was beobachten Sie ?

   ....

   ....

   ....

Zum Heilwert der Nahrung – Ihre neue Erfahrung:

7. Welche Wege der Ernährungsumstellung sind Sie gegangen – jeweils wie lange?

....

....

....

8. Welche persönlichen Erfahrungen machten Sie dabei?

....

....

....

9. Was empfehlen Sie weiter?

....

....

....

10. Wieviele Schmerz- oder Rheumamittel brauchten Sie vor und nach der Ernährungsumstellung?

....

....

....